# 自閉症のTEACCH実践

佐々木正美 編集

内山登紀夫, 村松陽子, 安倍陽子, 藤岡紀子, 浅井郁子, 藤村出, 中村公昭, 納富恵子, 新澤伸子, 幸田栄, 岡野早苗, 藤岡宏

岩崎学術出版社

# 序　TEACCHとの20年

### 1. 東大デイケアでの試み／確信のないままで

　自閉症の子どもに初めて出会ったのは，1966年の初夏である。当時私は東京大学医学部附属病院で，インターンに相当する研修をしていた。1－2カ月を単位にして種々の科を巡回して教育を受けていたが，その過程で精神科研修の時に小児部のデイケアを訪問して，当時ダウン症児と一緒に治療教育を受けていた自閉症児に出会ったのである。

　私は精神医学をめざすことになり，その翌年から精神科で本格的な一般精神医学の研修が始まったが，やがて児童精神医学の臨床医を志して，そのデイケアでは本格的に働くことになった。デイケアの責任者であった上出弘之先生や，療育主任の役割を担っていた石井葉さん，臨床心理の仙田周作氏，その他大勢のスタッフの人たちには，多くの教示を受けたり，相互に啓発し合ったりした。

　当時はまだ，『愛はすべてではない』（誠信書房）や『自閉症・うつろな砦』（みすず書房）の著作でも知られる，アメリカ・シカゴ大学の高名な教育心理学者ブルノ・ベッテルハイムの考え方に代表されるような，自閉症の心因論／情緒障害説が世界的にも強く残っていた。

　すなわち自閉症は，親の拒否的，攻撃的，冷淡な育児に対して子どもが心を閉ざしてしまった，いわば心因反応性の障害という考え方を重視する治療が，世界的にも主流を占めていた。日本自閉症協会の前身／自閉児親の会全国協議会の時代から，その機関紙が「心を開く」という表紙をもっていることは，その時代の思潮を反映して象徴的である。

　さまざまな障害をもった子どもたちへの治療や教育がなされてきた歴史のなかで，自閉症の子どもに対するものだけに，現在もまだ「受容的」と

いう表現が残存するのも，親などが「拒否的」に扱った養育に対するアンチテーゼとしての意味をもっていたことを象徴している。ベッテルハイムは，自分に治療を託された子どもの場合はすべて，誤った育児をした親からは引き離すことを前提にして，すなわち自分たちが理想と考えた施設に引き取ることを原則として，さらに施設内では「非指示的，絶対受容的」という表現を用いて，子どもの治療に当たったのである。1960年代の後半から70年代の前半にかけて発表された，ベッテルハイムや同様の考え方をする治療者たちの論文には，そういうやりかたでのさまざまな治療効果の意義が報告されているが，当座のごく短期的な視点での擬似的成果以外に，長期的な展望をもった点検や評価を経てみると，現在もなお生命を保っているものはない。ベッテルハイムは後継者を育成することができなかったし，その施設も彼の生前にすでに閉鎖されてしまった。

　デイケア・スタッフの仲間の中にも，過去に他の施設や病院で，いわゆる受容的遊戯療法に専念してきた人たちも何人かいた。そしてだれもが実感できる成果をあげることができなかったという思いを抱いていた。

　東京大学のデイケアで，上出先生は早い時期から，自閉症が単純に情緒障害といえるようなものではないと考えていた。もっと困難な中枢神経系の機能的ないし器質的な障害であろうと説明していた。私たちもそう考えて作業をしていた。

　しかしだからといって，どのような治療教育が望ましいのかを考え出すことは，決して容易なことではなかった。私たちは当時台湾から東京大学教育学部教育心理学課程の大学院に留学していた徐政雄氏の指導や協力を得て，学習理論に基づいた行動療法を応用しながら，自閉症児の治療に当たった。オペラント条件づけなどの用語や理論を学んだ。世界のだれもが，試行錯誤のなかにあるという思いのなかの実践であった。そして私たちスタッフも，自閉症の子どもの家族にとっても，決して満足のいく成果をあげ得ているものではなかった。

　その後東大のデイケアは，太田昌孝先生や永井洋子さんたちに引き継がれて，「太田のステージ」理論を生み出すなど，新たな成果を生み出す臨

床研究と実践がなされる新たな時代を迎えることになったことは、多くの関係者に周知のことである。

### 2. 統合保育／教育への希望と失望

　当時のデイケアに在籍する自閉症の子どもたちは、その大多数が学齢を迎えたまま、そのうえ確かな成果も確信できないまま、就学猶予／免除の状態で何年も通い続けていた。養護学校全員就学の制度が整うのは1988年で、ずっと先のことであった。

　デイケアの子どもたちの入れ替えは少なく、一方で外来診療／相談にやってくる人々は後を絶たなかった。当時学齢前の子どものデイケアないし療育の場は、ほとんどないに等しかった。せいぜい一過一時間程度の遊戯療法が、各地で僅かに実施されていた時代である。

　外来診療と相談の子どもと家族は増えるばかりであった。デイケアでの経験を通して、私には子どもの苦悩は言うに及ばず、家族の困難も想像を絶するものがあると想像された。デイケアの待機リストにある子どもの数は絶望的に増すばかりであった。

　最初私は家族の苦労を考えて、自閉症児を一時的にせよ預かってくれる幼稚園や保育園を探し歩いた。子どもの治療や教育の成果を期待してではなく、家族の苦労を少しでも和らげることができればという思いだけであった。

　そういう願望に最初から応えてくれた園が、東京の杉並教会幼稚園、神奈川の聖路加幼稚園、埼玉のさくら／さくらんぼ保育園などである。それぞれ佐伯幸雄先生、河井忠治先生、斉藤公子先生の恩は忘れることができない。このような幼稚園や保育園の先駆的な実践の取り組みが、当時の家族にどれだけの安らぎと喜びをもたらしたか分からない。それ以上にまた、保育や教育の成果への新たな希望と期待を与えたかは、誇張のしようがないほどである。

　当初私には、それらの幼稚園や保育園で行われた保育や教育の試みが、予想を越えて大きなものに思われた。大学病院のデイケアで熱心に、しか

し試行錯誤的に実施されていた自分たちの臨床研究的な治療教育よりも，家族から報告される幼稚園や保育園での子どもの状態の方が，豊かな成果を与えられているように感じられたのである。

　両親の大きな喜びが，そのような希望的感想や報告をもたらしたとも考えられるが，当時は専門家を自称する私たちも，同様の祈りに似た願望をもっていたのであろうと思う。保育園や幼稚園に通いながら外来を訪れる子どもたちは，私の希望的観察の眼を誤らせた。

　たしかに自閉症児たちは，一定の習慣的な場面や状況が繰り返されるところでは，大抵の場合一定の日時を経るとそれに適応する。そのために短期的観点では，変化のない環境を繰り返しさえすれば，子どもたちはそれに適応していく。しかしそういう意味での適応と発達／自発的機能の獲得とは，似て非なるものである。しかしまた，そのことは今だからいえることである。

　私は幼児期の保育や教育の枠を越えて，学校教育における統合的援助にも夢と希望を抱いた。各地で統合教育に理解／関心をしめし，その実践に先駆的に取り組む教育者に出会い始めていた。たとえば，岐阜県教育センターの宮脇修先生や，東京都中野区北原小学校の北原照夫先生には，当時多大な示唆や教示を与えられた。生徒への豊かな愛を抱き続けておられた，決して忘れることのできない思い出の深い教育者である。

　やがて私は安田生命社会事業団の常務理事那和主計氏の協力を得て，統合教育の映画制作に協力することになる。その時の東京都府中第三小学校堀越満枝先生との出会いには，感謝の気持ちが尽きない。先生は当時すでに一人の自閉症の生徒を，6年間普通学級で教育を実践されて，その成果を『栄ちゃんはひとりではない』（たいまつ社）という著作で報告していた。私たちは新たに統合教育の映画を作るにあたって，堀越先生に協力を求めて快諾を得た。その記録は「みんな仲間」（安田生命社会事業団）に残っている。堀越学級の見学者はもとより，膨大な数にのぼった記録映画の視聴者も，みんながその内容に感動を分かち合った。異論／異議の類はまったく寄せられることはなかったのである。1975年のことである。

しかしその後歳月の経過とともに，統合教育を受けた生徒が，長期的な視野をもって見るかぎり，決して優れた教育を受けたことにはなっていないということを，具体的に示し始めることになって，私はまた新たに失意のなかに投げ出される思いに陥った。自閉症の生徒自身は，学習場面でも生活場面でも，決して自立的な機能を獲得も発達もさせていないことが多いのである。当時の統合教育にみることができた成果は，あえて強調するとすれば，自閉症の生徒を支援する級友の人間的な教育に，多大な成果をもたらしたということであろう。しかし自閉症の子どもには，治療的／教育的成果よりも，しばしば不安や混乱や苦痛さえ与え続けた可能性さえあるのである。

### 3. TEACCHの論文に出会う

自閉症の治療に関して，真に専門家と呼ぶことのできるような人は，世界中のどこにもいないのではないかと思われたような状況のなかで，私たちは大学病院の中でも外でも，今からおもえば細々とであるが，勉強会を継続していた。

その頃私は毎週土曜日になると，午後から夜遅く閉館の間際まで東京大学医学図書館に閉じこもって，おもに自閉症の海外論文を読みあさることを習慣にしていた。そのことは私が新潟大学の学生であった時に，神経化学に関することで指導していただいた高橋康夫先生が，当時実直に習慣にされていたことを見習っただけのことである。

東大図書館ではその頃私は，英国のマイケル・ラターたちの自閉症認知障害説の研究に触発されるところが多くて，同類の関係論文を中心に数多く，毎週長時間かけて読み込むことに熱中していた。自閉症の治療に関して何か新たな展望が開けてくるかも知れないという思いを抱きながら，失意／絶望のなかにいながらも，ひそかに至福の時をもっていたのである。

そこで読んだ論文の主旨は，その時々に勉強仲間に紹介していたが，自閉症の認知障害や言語障害の質や内容を紹介しながら，いつも仲間たちからは「だからどう治療すればよいのか」「だったらどのように教育するの

がよいのか」ということを，具体的に知りたいという反応を寄せられることが多かった。療育の実践者にしてみれば当然の反応である。

　私たちはその都度，苦しまぎれの，今から思えば不毛に近い議論をし合うばかりであった。ラターやその関係の論文を読むだけではどうにもならないと思いながら，それでも彼らの論文の魅力は大きくて，多くの時間をその関連論文を読むことに費やしていたが，時々は具体的な治療／教育に関する実践的な研究論文も，手探りするように見つけ出しては読むことにしていた。

　そういう経過のなかで，1970年代の終り頃から，エリック・ショプラーたちの論文に出会うことになるのである。具体的な臨床実践に関する論文は，どことなく泥臭く垢抜けしないようなところがあって，当時の若気のいたりの私としては，まさに「自閉症の謎」を神経心理学的に切れ味鋭く解いて／説いてみせてくれる論文の方に惹かれぎみであったことは，偽りのないところである。

　それでもショプラーたちの研究／実践の論文は，他の同類のものに比べて，私たち素人目にも明らかに一味も二味も異なる光彩を放っていた。私の紹介に，最初から見事な反応を示したのは，安田生命社会事業団子ども療育センターの青山均氏であった。さすがに療育実践に長い歳月携わってきた人だと思う。幾多の論文の紹介者である私以上に，その内容を正確に評価したと思う。やがて彼は何人かの仲間を誘って，ノースカロライナにショプラーたちを訪ねて，実際に学んでこようと，熱心に主張することになったのである。

### 4. TEACCHに出会う

　私はこの提案に当初のうちは消極的であった。自閉症に関しては，過去，どれだけ多くの実践的な研究や論文が主張してきた「成果」なるものに，裏切られ続けてきたか分からないという思いがあった。自分で自分をだましたり裏切ったりしてきたという思いさえもあった。それでも多少の紆余曲折を経て，私たちは10人の仲間を誘い合って，チャペルヒルのノースカ

ロライナ大学にショプラー教授夫妻らを訪ねることになった。1982年の夏である。訪問に際しては，国際治療教育研究所の藤井則之氏の援助が大きかったし，数日の滞在で誤りなく多くのことを学ぶことができたことには，優れた通訳者の安田百合子さんの献身的な協力に負うことがすべてであった。

青山氏の他には，横浜市南部地域療育センターの金野公一氏や秋田県児童相談所の柴田静寛氏たちも参加した。参加者のだれもが興奮した。20年経った現在でも，あの時の仲間が集まると，必ず「あの時の興奮と感動」が呼び覚まされる思いになる。あれだけ素晴らしい実践を行い，優れた成果を上げていながら，なぜもっと誇らしげに大々的に報告をしないのかと，参加者のだれもが本当に不思議に感じたものである。

ショプラー先生をはじめTEACCHプログラムのスタッフたちは，みんな大変謙虚で，誇ることをしなかった。それどころか，自分たちの実践が外国の同僚ともいうべき人々から承認や評価を受けるということが，どんなに大きな名誉であり自信になるかということを，みんな口々に感謝の感情や表情をもって，彼ら彼女らの方がむしろ興奮したようすでもって答えたくらいなのであった。

以来わが国からは何百人にものぼる人たちが当地を訪問し，10人以上の治療や教育の専門家も，1年あるいはそれ以上の長期にわたる留学をしている。毎年世界の国々から，何百人という見学者や研修者の訪問がある。世界の各地からの留学生は，当地の受け入れ体制の限度を越えており，なお希望者が絶えないという。わが国からも留学の希望を表明して待機中の人が何人もいる。実際に訪問したり滞在して，その実態を見聞した人で，彼らが創造してきた自閉症への臨床的／教育的研究や活動の偉大な成果に，圧倒されながらも大きな共感や感動を感じない人は，実際に皆無なのではないかと思う。

私はショプラー教授やその他のTEACCHのスタッフに出会って，自閉症や発達障害の人々への臨床観や教育観のみならず福祉観まで，豊かに洗練されたと思って感謝している。

彼ら彼女らは実に謙虚である。自分たちのどのような実践も，その真の成果を自分たちの目ではっきり確認することができるときが来るまでは，どこかに半信半疑の気持ちを残しておくと言っている。そういう姿勢を貫き通しながら，彼らは活動や仕事を続けてきた。

そして確かな方法を豊かに確立してきたのである。そのことは現在世界の五大陸すべてで，多くの国々が大きな尊敬と評価を寄せることにもなったのである。彼らは今，世界の各地からの要請に従って，彼らの持ち得る時間の限界までを用いて，講義，講演，研修訓練に出向いている。

それでも彼らは実に謙虚である。私たちからも絶えず学ぼうとしてきた。この20年の間にも，私はショプラー先生とノースカロライナの各地を，セスナ機を乗り継いだりしながら，何度も講演や研修の会に参加をして，横浜などでの私たちの活動の内容や成果の報告を求められてきた。

ノースカロライナ州自閉症協会の年次総会で発表を求められたことがある。アメリカとカナダの自閉症協会が共同主催をしたトロントでの国際自閉症会議でも，一緒にシンポジウムに出席することを要請された。ワシントンDCでの全米自閉症協会総会でも，ランチョン・セミナーへの招待を受けた。ショプラー先生はいつも私から学ぶことがあると，謙遜な態度を崩さないで，世界の人々への紹介の労をいとわないでいてくれた。

ショプラー先生は，たとえば機能水準の低い自閉症の人々の就労援助は，TEACCHの人たちよりも私たちの方が先に実践して成果をあげていたと言う。小児療育相談センターで，早川勝司氏らと取り組んだ自閉症を含む発達障害の人々の就労支援活動は，TEACCHのみならず世界に先駆けたものであったという評価をしてくれている。たしかに私たちは1970年代のうちに，そういう作業をもう十分に軌道に乗せた活動にしていた。

## 5. TEACCHに学ぶ

TEACCHプログラムの内容を具体的に紹介した書物は，もう何冊か出版されているから，現在わが国で手にすることは容易である。本書はその詳細を解説することが目的ではないし，その原理や特性については分担執

筆者が記述している。

　この序論では，一般には語られることの少ない，TEACCHの先駆的な福祉の原理／哲学について，紹介と解説をしておこうと思う。

　今日,「バリアフリー」や「ノーマリゼーション」などの思想や実践は，障害者や高齢者について語り，何かを実践しようとする際の，普遍的な真理／原則になっている。しかしTEACCHはその原理や実践の方法が，ノースカロライナ州の公式プログラムとしての認定／指定を受けた1972年以前から，すなわちそういう思想や用語が一般に普及する以前にすでに，それらの理念をプログラムのなかに完全に創造して実践しているのである。言い換えればTEACCHの成果は，自閉症の人たちのために，学習や生活の環境を構造化などの創意と工夫によってバリアフリー化して，生活全体を一般市民生活のなかで相互に共存することができるようにして，ノーマリゼーションを実現してきたことにつきる。

　なぜそのような先駆的な作業が可能になったのかということだが，その第1は自閉症の人たちの障害や特性について，きわめて早期から正しい理解を確実にしたということである。自閉症の人たちは個人差があるにしても，種々の程度に視覚優位にあることや，彼らがシングルフォーカスというように，一度に複数の情報を処理するような同時総合的機能に困難をもつことなどの特性を，1960年代にすでに熟知していたことである。

　このような特性は，自閉症の人たちと一般の人々との相違であって，彼らは「相違」は相違として，すなわち自閉症の「文化」として尊重するという姿勢を崩さない。多数者である側が少数者である相手の文化を尊重するということは，一般の者の方から相手の文化／世界に歩み寄ることからすべてが始まるというのである。われわれ一般の者の文化に誘い導くための作業は，こちらが相手の世界に十分に入り，近づき得たことを確認した後に開始するのである。

　本書の読者は，そういう作業の実際が，すでにわが国の各地で，そしてそれぞれの場所で，どのように行われているものであるかを，実践者でもある分担執筆者の報告や著述から，具体的に多様に見聞されるであろうと

思う。

　TEACCHプログラムが世界的に他の国や人々のモデルとなっているところは，自閉症の人とその家族に対して，必要ならば援助や協力を，どの時期からでも生涯にわたって，一貫した態度と方法で継続し続けることにある。

　そのようなことを可能にしている基盤は，専門家／TEACCHスタッフ，親の会／自閉症協会，そして州政府の三者の協力関係の強さにある。このことが，TEACCHの成功の第2の鍵である。相互の強い信頼関係が，TEACCHプログラムの成功の基盤を支えている。

　現在TEACCHモデルを導入し普及することに最も熱心な国／自閉症協会は，英国，スウェーデン，デンマーク，ベルギーなど，名実ともに福祉国家／社会をもって任ずる国々である。

### 6. TEACCHとの交流20周年を迎えて

　本書の読者はその一端に触れることになるのだが，今日わが国の各地のさまざまな場所／施設・機関で，TEACCHモデルがどれだけ／どのように実践されて，成果が実証／確認されているのかということを知りたいという人々が，非常に多くなってきた。自閉症に関係する人たちで，TEACCHに無関心でいる人はいないという教育者や家族の声を聞くことが，本当に多くなった。

　そういう人々の要望に応えたいと思ったことが，本書の企画の契機になったが，私自身も，わが国各地のTEACCHの普及と発展の全体を知りたいという思いがある。長い歳月各地で，同ようの思いを抱いて働いてきた同僚たちも非常に多い。

　今年は最初にノースカロライナを訪問して，TEACCHの実際を見聞して以来20年になる。その間には本当に多くの教育，治療，福祉などの領域の実践者が，TEACCHを学び活動を継続してきた。その概要は，各地の学会，研究会，研修会などを通して理解できているようでもあるが，同時にそういう機会に予想もしていなかった人々が，想像を越える優れた実践

的活動をしていることを教えられることも多い。

　今年の夏には20周年の記念行事ということもかねて，全国各地の人たちに呼びかけて，実践者同士の活動の報告／交換会を開催することにした。そしてその会を一般の人々にも公開することにした。そうすれば，日々私のところに，現在わが国のTEACCHの普及や発展の実態を知りたいという問い合わせをいただく人々の要望にも，応えられることになると思うからである。

　それを機にすることで，また本書の企画が実現することになるのも大きな喜びである。もう暫く以前から，計画の声ばかりをあげて，いっこうに実務が進展しない私の怠慢を，とにかく忍耐強く待ち，励まし続けていただいた編集部の唐沢礼子さんには，お礼のことばもない感謝の気持ちでいる。

　本書が多くの読者によって歓迎されるようなことがあれば，第２，第３の実践集を編集したいと考えている。それと呼応するように，次回，次次回という具合に全国の実践者の交流と公開の会が継続していくことができれば，などと夢のようなことを考えている。そのようなことになれば，その結果は疑いなくわが国の自閉症の人たちやその家族の人々にとって，有益なことになると信じているからである。

佐々木　正美

# 目　次

序　TEACCHとの20年

第1章　TEACCHの考え方　*15*
第2章　診断・相談——児童精神科外来での診療・相談　*40*
第3章　幼児通所プログラム（1）
　　　　——家族と協働して，ネットワークを築き，生涯支援を目指す　*49*
第4章　幼児通所プログラム（2）——ひよこ園の取り組みの歴史　*75*
第5章　学校教育プログラム——特殊学級での取り組みをとおして　*92*
第6章　成人入所施設においてTEACCHのアイデアをいかす
　　　　——横浜やまびこの里の地域生活支援システムVISUAL　*108*
第7章　自閉症の人たちが暮らすグループホーム　*127*
第8章　福岡教育大学附属障害児治療教育センターにおける実践
　　　　——サービスモデルの開発と自閉症児と家族の変化を中心に　*139*
第9章　家庭と地域（1）
　　　　——NPO法人大阪自閉症支援センターの歩みを振り返って　*156*
第10章　家庭と地域（2）——クリニックから　*176*
第11章　家庭でのTEACCHの実践　*194*
第12章　日本における普及・研修——TEACCHプログラム研究会の歩み　*206*

# 第1章　TEACCHの考え方

内山　登紀夫

## 1．総論

### はじめに

　本章ではTEACCHプログラムの概要，特にTEACCHの基本的な原理について解説し，次にTEACCHの根底にある認知心理学的な考え方についても述べる。日本にTEACCHが紹介されて20余年がたち，構造化の手法を取り入れる学校や施設も徐々に増えつつある。構造化，特にパーティションで仕切る物理的構造化やカードの使用などは一見して分かりやすいので，誰でも模倣することが可能である。しかし何故そのように構造化するのかといった肝心の点については無自覚な療育者も少なくない。またTEACCHの基本理念を理解していないために，クラス全体で同じ構造化をしたり，クラス全員を教師の意のままに従わせるためにカードを用いたりといった悲喜劇も現実に生じている。いうまでもないことだが，TEACCHの基本理念の1つは個別化，つまり個人の興味と能力に応じた個別的なプログラムを作成することにあるので，クラス全体にカードを使って同じことをさせようとしたり，作業所のすべての利用者が3方についたてがある場所で仕事をしているとか，個人の興味を無視した作業を何年も漫然とやっていたりするような事態はTEACCHの考え方に反する。TEACCH的手法を教育や療育場面で生かそうとする専門家（教師や指導員など）は，TEACCHの手法を表面的に模倣するのではなく，常に「何故そうするのか」ということを自分の頭で考えることと，そうすることがその自閉症児・者のために役に立っているのかという反省を欠かさないことが必要である。

## 1. TEACCHとは？

　TEACCHとはTreatment and Education of Autistic and related Communication handicapped Children の略である。TEACCHとかTEACCHプログラムと呼ぶ場合にはアメリカのノースカロライナ州でノースカロライナ大学を基盤になされている州全体を対象にする包括的プログラムのことを指す。TEACCHが供給するのは自閉症児・者とその家族への援助，自閉症の研究，自閉症に関わるスタッフへの教育である。このようにTEACCHとは包括的な援助体系であって特定の技法のみを指すのではない。TEACCHプログラムを供給しているのは厳密にいえばノースカロライナ州のみであるが，TEACCHの理念や構造化の手法，言語心理学的な立場にたったコミュニケーションの指導法などはTEACCH外の多くの専門家と親に受け入れられ，世界中の教育や療育の場面で応用されている。ノースカロライナ州以外の場でTEACCHを応用している場合にはTEACCHメソッド（TEACCH的手法）と呼ぶことが多い。

## 2. 目的

　TEACCHの目的は自閉症の人が社会の中で有意義に暮らし，できるだけ自立した行動をすることにある。そのために，自閉症の人とその家族，さらに自閉症を援助する人々に模範となるようなサービスを提供することが重要な役割になる。TEACCHは大学に属する機関という性格もあるため，学問的にも妥当な理論と実証的な研究成果に基づいた臨床サービスを行うことが重視されている。セミナーや論文発表，本の出版を通じて国内外に自閉症に関する理論，実践，研究についての情報を発信することも役割の１つであり，TEACCHのスタッフによる多くの論文・総説・解説書などが毎年発表されている，また年に１回TEACCH内外の専門家を招いて自閉症研究・療育に関するカンファレンスを開催しており，その成果は単行本として発表し，一部は日本でも翻訳出版されている。

## 3. 歴史

　TEACCHの創始者であるエリック・ショプラーがノースカロライナ大学の医学部に参加したのは1964年のことであった。当時，自閉症の原因は親の養育態度にあるとされ同大学でも子どもと親に対する集団療法がされていた。子どもたちはグループの中で自由に表現することが推奨され，結果としてもたらされる退行が何らかの治療的効果をもつと考えられたのである。しかし結果は無惨なもので単に親の不安が増大するだけのことが多かった。このような方法のもっとも目立った結果は親がさらに意気消沈したことであって，少なからぬ母親が精神病院に入院することになったという。1971年にショプラーは精神科医のReichelerと共同して自閉症の原因は親の精神病理によるのではなく脳障害にあるという当時としては先進的な提言を行った（Shopler, E., & Reichler, R. J. 1971, 1）。また子どもたちが自由な場面で精神療法を受けるより，構造化された場面で教育された方がよい結果をもたらすことも明らかにした（Shoplerら1971）。さらに親は治療の対象ではなく，むしろ共同治療者として子どもの療育に参加してもらった方が良い結果をもたらすこと（Shopler, E., & Reichler, R. J. 1971, 2）も示され，本論文は親と協力して子どもの個別教育プログラムを作成していく方法の礎石となった。この1971年という年は自閉症臨床の歴史において最も重要な記念碑的な年であろう。

## 4. TEACCHの9つの理念

　TEACCHの基本的な9つの理念について最近のSchopler(1997)の総説を紹介しつつ，筆者なりの解説を加え説明する。先にも述べたが，日本ではTEACCHを導入しようとしても初心の教師や指導員が気楽に相談できる専門家が少ない。いきおい目に付きやすい物理的構造化や絵カードの使用イコールTEACCHということになりやすい。TEACCH的手法を自閉症児・者の援助に用いようとして，思うように効果がでなかったり，疑問点がつぎつぎと湧いてきて身動きがとれなくなったときは，もう一度つぎの基本理念をよく噛みしめてみることを推奨したい。案外突破口が開けるか

もしれない。

## 2．TEACCHの基本理念

1．自閉症の特性を理論よりも実際の子どもの観察から理解する
2．親と専門家の協力
3．子どもに新たなスキルと教えることと，子どもの弱点を補うように環境を変えることで子どもの適応能力を向上させる
4．個別の教育プログラムを作成するために正確に評価する
5．構造化された教育を行う
6．認知理論と行動理論を重視する
7．現在のスキルを強調するとともに弱点を認める
8．ジェネラリストとしての専門家
9．生涯にわたるコミュニティに基盤をおいた援助

### 1．自閉症の特性をどう理解するか

　理論から出発するのではなく，実際の子どもの行動を観察することから出発するのがTEACCHの基本スタンスである。どのような種類の障害であっても，その障害の特性を理解することは重要であるが，自閉症の場合は特別の意味がある。自閉症は当初，本来は健常に育つはずの子どもが親が拒絶的なために心を閉ざしていると考えられ，フロイト的な文脈で精神力動的な治療が盛んに行われた。実証的な研究が進むにつれて生来性の脳の神経学的な異常が原因であることが確実になっていった。しかし，今になって振り返ると親が拒絶的であるとか親の育て方に問題があるという実証的なデータはもともと乏しかったのである。実証的なデータのないままに「冷蔵庫のような親」というたぐいの仮説が一人歩きし，効果がかんばしくなかったり「副作用」の多い治療法が実施されてきたのである。そのような治療法の特徴はまず「権威」とされる理論があり，その理論にそって大学の研究室や心理療法のクリニックのような特殊な日常的でない場面

で「治療」が行われ，その治療場面での子どもの観察を理論にそって解釈することで「効果的」であるとされてきたことにある。TEACCHは実証的なデータをもとに，家庭や学校や職場という「現実の世界」で，子どもと家族が安心して生活できる援助を目指している。TEACCHはどこまでも実際的である。理論的にいくら正しそうでも，現実に多数例で効果が証明されていない治療法に対しては懐疑の目を向ける。一部で誤解されているようにTEACCHは精神力動的（精神分析的）な立場にのみ批判的なのではない。自閉症の半分が治癒するという行動療法，夢のような効果をうたう薬物療法，少しの身体的援助で自閉症児が突然内面を詳しく「語り出す」というファシリティテッドコミュニケーションなど実証的なデータが乏しいままに治癒や劇的な改善を約束するすべての治療法について懐疑的なのである。

筆者の恩師であるシャーロットTEACCHセンターのディレクターであるジャック・ウォールの次の言葉が忘れられない。

「われわれTEACCHのスタッフは子どもを現場で援助してきた。多くの精神科医や心理療法家はクリニックでだけ子どもをみて，自分のいいように解釈する。親が困っていると言っても，クリニックでは良くなっているといってまともに相手しない。医者もサイコロジストもリアルワールドで子どもに接してみることだ。クリニックでみるだけでは決して自閉症はわからない」。

日本では最近になり権威のある理論に依拠し母子関係を強調する治療法が効果をあげるという主張する人々が増加しているようにみえるが，特殊な治療室の中だけでなくどの程度リアルワールドで効果をあげているのか検証する必要があるだろう。

### 2．親と専門家の協力
親と専門家が協力しあうことをTEACCHでは重視している。TEACCH

センターでは診断，テストによる評価，個別療育を行っているが，そのすべての場面がワンウェイミラーを通して親や他の専門家が観察可能である。ワンウェイミラーを使った方法は専門家教育のためによく用いられるが，TEACCHでは特別の意味をもたせている。自閉症児の「親指導」の場面では専門家が実際には簡単に親ができないような抽象的かつ立派な助言をすることが多い。たとえば「子どもの目を見て楽しく遊びましょう」といったたぐいである。しかし幼い自閉症の場合，このように一見なんでもないことが口で言うほど簡単ではない。親が目を見ようとすると避けたり，泣いてしまう子もいるし，「楽しく遊ぶ」といっても遊びが見つからない場合もある。ぐるぐる身体を回してやると喜ぶといったことがわかっていても，5分もすれば大人はくたくたになってしまう。ワンウェイミラー越しにいつも親がみているということは，セラピスト自身ができないようなことは，親に助言できないし，親に助言したことはセラピスト自信が実際に子どもにやってみせる自信があるということである。TEACCHのセラピストはテスト場面であれ療育場面であれ親と他の専門家の厳しい視線にさらされている。TEACCHはどこまでも現実的であって，セラピストは理論だけでなく実際に子どもを上手に療育する技能も必要である。親もワンウェイミラー越しにセラピストのやり方を実際に目の当たりにし納得しながら学ぶことが推奨される。

　TEACCHでは親と専門家の関係を4つの軸で整理する。第1は，専門家が親を指導する伝統的な関係である。TEACCHのセラピストはなんといってもたくさんの自閉症児に実際に接してきた自閉症のベテランである。彼らはよく「私たちは自閉症を知っている」という言い方をする。自閉症児が共通してもつ弱点，長所を熟知し，どのように接すれば自閉症と良い関係がもてるのか「知っている」のである。その知識や技術を親に伝えるのはセラピストの重要な役割である。第2の関係は親が専門家を指導する関係である。個々の子どもに関しては親が一番良く理解している。セラピストは専門家として自閉症全体の特性は良く知っているわけだが，個々の子どもの特性に関しては親の何分の一しかしらない。たとえテスト場面や

学校で関わっても，親と同じほどには関わり合えない。テスト場面で音には過敏だとはわかっても，工事の音は平気だがトイレの水洗の音はとても嫌がるといったことは親の方がはるかに良く知っているのである。また親は経験的に自分ではそれほど意識していなくても子どもに対しては適切なジェスチャーなどを使い上手に接していることも多い。このような事情のためTEACCHでは親からの情報を非常に重視する。専門家は親から学ぶのである。第3の関係は，親と専門家が共同して気持ちを支え合う関係である。自閉症児の療育は容易ではない。一生懸命努力していても思うような効果が得られない時期もある。専門家も親も燃え尽きてしまいがちである。自閉症児を育てることの苦労や喜びは，自閉症と接したことのない第三者にはなかなか理解しがたいであろう。親も専門家も自閉症と日々関わりながら努力しているという意味では同じなのであり，お互いに苦労を分かち合い理解しあえるのである。第4の関係は，親と専門家がコミュニティで代弁者としてふるまうことである。自閉症は日本ではもちろんノースカロライナでも誤解されやすい障害である。公的な援助制度も十分とはいえない。自閉症児・者がコミュニティで幸福に生きていくためには一般の人々が自閉症を正しく理解することが必要だし，必要な援助を受けられるような社会制度を整備する必要がある。そのようにコミュニティに向けて発言していく際には親と専門家が協力しあった方が効果的だろう。

### 3．子どもの適応能力を向上させる

　ここで適応(adaptation)という用語を使用するのには理由がある。つまり現時点では自閉症は「治癒」を期待できる障害ではないということが前提になっている。一部の専門家や親は自閉症が治癒しないなら無意味だとし，「完全に治る」方法を追い求める。しかし自閉症は生涯にわたる障害である。たしかに「奇跡の方法」で治癒したとする事例がマスコミなどをにぎわすことがあるが，例外的であって多数例を対象にした科学的に妥当な方法で治癒が確認されたことはない。TEACCHではいたずらに治癒を追い求めず，子どもの適応能力を向上させることを目指す。これには2

つの方法があってまず子どもに新しい能力を獲得させること，第2に子どもの能力不足を補う環境を設定することである。新しい能力を獲得させるために，TEACCHは新しい治療法や教育技法の開発に努力するし，TEACCH外の他の技法を評価することにも熱心である。一方で「奇跡の治療法」に対しては慎重に評価し，限界や副作用についても情報を収集し親や専門家に伝えることを重視している。

自閉症は生物学的な障害が基盤にあり，そのために自閉症児は独特の認知特性がある。自閉症が認知障害であるという命題は言い尽くされた感があるが，その独特の認知特性が容易には変化しないという事実はあまり注目されてこなかったように思える。TEACCHは自閉症児を変えようとする前に，その自閉症児の認知特性を理解することに重点をおき，しかる後に認知障害を環境設定や接し方の方法を工夫することで補おうとするのである。

### 4．正確なアセスメント（評価）

適応能力を向上させるためには子どもに何を教えるべきか，子どものどのような弱点を環境を調整することで補うべきか知らなければならない。これを知るために行うのが評価である。一部の日本の学校や施設では評価はタブーである。子どもを評価することは軽視されたり敵視されやすい。「人が人を評価するのは人権侵害だ」といった極端な意見をもつ人もいるようだ。また児童相談所や療育センターなどで知能テストをすることはあっても，結果を親に告げないままになっていることも少なくない。療育に役だたない評価は評価とはいえない。

前述のように個々の子どもに何を教えることが必要かを決定するためには子どもの評価が不可欠である。試みに子どもの評価をまったく行わないで療育する場面を考えてみよう。子どもの理解力，長所，短所などを教える側がわからないから，個別の療育プログラムはたてようがない。結果としてその子どもが理解できるかできないか，その子どもにとって必要な課題かどうかが吟味されないままの指導になる。個々の子どものニーズは無

視され「全体プログラム」になってしまう。残念ながら日本の多くの療育場面・教育場面でこういったことが常におきている。個々の子どもが理解できるかどうか，その子どもにとって必要な課題かどうかが検討されないままに個人のニーズを無視した全体プログラムが行われやすい。結果として問題行動が出現することが少なくない。最悪の場合にはこのような教育源性，療育源性の問題行動が家庭のしつけの問題にすりかえされたりする。このような事態の方が筆者にはよほど「人権侵害」に思えるがいかがであろう。

　TEACCHのスタッフトレーニングでは初期からフォーマルな評価とインフォーマルな評価の両方が重視される。ここでいうフォーマルという意味は一定の様式（フォーマット）に従ってという程の意味である。つまりまずチェックすべき項目があって，それに従って子どもの特徴を把握していく方法である。インフォーマルは前もって一定の様式を準備せず，子どもの行動をいろいろな場面で観察することから始まる。

　さてフォーマルな評価には2つある。1つは診断で，もう1つはアセスメントプロセスである。診断とはその子どもが自閉症の特徴があるかどうかを判断するものである。診断だけでは教育プログラムを立てるのには不十分なので学習や認知の特性を評価する。これはアセスメントプロセスと呼ばれる。診断とアセスメントプロセスの違いは，診断が自閉症に共通の行動特徴を抽出しTEACCHが関与すべきかどうか，つまり自閉症かどうかを判断しグループ化する過程であるのに対して，アセスメントプロセスは個々の子どもがもつ独自の行動特性を把握するための一連の作業である。診断にはCARS（The Child Autism Rating Scale）が参考として用いられることが多い。CARSは翻訳が出版されているし，栗田らが作成し信頼性・妥当性を検討したCARS-TV（東京バージョン）が使用可能である。詳細はそれにゆずるが，CARSの特徴は子どもの行動を15の領域にわけて，各々の領域で正常1点から重度の異常4点まで0.5点刻みで評点し，最終的にそれらの評点を合計することで診断する。子どもを直接観察することを重視するが親や教師からの情報も参考にして評価する。ここでも自閉症

の観察可能な特性を評価するというフィロソフィーがつらぬかれている。CARSはあくまで診断の参考として子どもの特性を系統的に評価するものであり，最終的な診断はディレクターによる臨床診断である。したがって30点以上でも自閉症と診断されないことも，その逆もありうる。CARSがもっとも有用なのは中程度の知的障害を伴なう自閉症であり，高機能の場合や最重度の場合は合計点はあまり意味をもたない。

　子どもの学習特性を評価するフォーマルな手段としてPEP-RとAAPEPがある。ここでいう学習特性とはいわゆる勉強の能力よりもずっと広い意味で使われている。つまり自閉症児が周囲の世界をどのような方法で理解しているか，言葉や学習課題，日常生活のスキルなど新しい能力を獲得するときにどのような方法で獲得するのが得意か，あるいは苦手かということを把握することが学習特性の評価なのである。同様にコミュニケーションの能力を評価するフォーマルな手段としてコミュニケーションサンプルがある。これも翻訳されているので詳細はそちらを参考にされたい。

　インフォーマルな評価とは，われわれが教室や施設で行っている評価であり，どのような状況で，どのような課題が可能か，どのような課題が不可能か，また言葉がけはどの程度通じるか，通じないか，視覚的コミュニケーションはどの程度役にたつかなどといった情報を把握する。これも日本の施設や学校ではインフォーマルな評価という視点そのものがないことが多い。個人がプログラムを理解可能かどうか，興味があるかどうかなどとは無関係に学校や施設の全体計画が作成され，プログラムについていけるか，ついていけなくても大人しくしている利用者は問題無しとされ，ついていけずにパニックをおこしたり，学校嫌いになったりすると「やる気がない」，「家族が協力的でない」などとされがちである。

## 5．構造化された教育

　少なくとも1970年代まではアメリカの伝統的な自閉症の子どもの療育場面では，自閉症の子どもは非構造化された「治療的な」場面で療育されることが多かった。そうすることで情緒的なバリアーが取り除かれ正常な子

どもが出現すると期待されていた。しかし実際にはこのようなことは稀にしかなかった。そこでショプラーらは構造化の効果を研究し，自閉症児は非構造化された場面よりも構造化された場面の方がよく学習することを見出した。この結果は間もなくラターらの英国の別の研究グループによっても確認された。さらに個別教育の経験をつむうちに自閉症児に共通した特徴があることがわかってきた。

　弱点としてあげらえるのは，①計画すること，②求められていることの意味がわかりづらいこと，③物事を開始し，終結し，次に別のことを開始し終結するといった普通は無意識に行えるような一連の経過の途中で「こだわって」しまい，一連の複数の活動が連続してできないこと。たとえば食事の時間なのに水遊びを「終結」できず，食事の場所に「移行」することが困難で，新たな食事という活動を「開始」できないといった事態である。このような自閉症で非常によくみられる事態を時間経過の視点からみると「開始，終結，移行」といった課題を情報処理することの障害であるとみなせる。④聴覚情報処理（話し言葉の理解）が弱いこと，⑤気の散りやすさ，その場では本質的に重要でない情報に気を取られやすい傾向などである。

　長所としてあげられるのは，①視覚情報処理，②特定のことに強い興味・関心を示す，③それに関連した記憶が良いことなどである。このような長所をうまく統合して弱点を補う方略が構造化である。TEACCHの初期の経験から視覚的構造（空間を物理的にレイアウト，視覚的なスケジュール，写真などを使ってスケジュールを示す，視覚的な学習システム，材料の視覚的組織化）が有効であることがわかっている。

　構造は自立性を高め，特にがみがみ小言をいったりといったような大人からのネガティブな働きかけを減らす効果がある。構造化とは子どもを枠にはめ込み大人の意のままに従わせるための道具ではない。適切な構造化は子どもが自分の能力を高めたり，興味あることを行い，社会的交流をもつことを容易にするための道具である。言い換えれば自立や自己決定，自己実現を容易にするための手法であるといってよい。視覚障害の人のため

の杖や聴覚障害の人のために補聴器や手話に相当するものである。

　TEACCHで多用されるスケジュールやワークシステム（第10章表１などで実例があげられている）などの目に見える構造化の手法はわかりやすいので，構造化の奥にある「なぜそのように構造化するのか」という視点を忘れて表面的な模倣になりがちである。「構造化があわない自閉症がいる」「TEACCHでやったが失敗した」などとされている療育場面をみるとなぜ構造化するのかという視点が忘れられ表面的な構造化の模倣に陥っていることが多い。少し例をあげて説明しよう。よく使われる物理的構造化の手法として「ついたて」がある。これは前述のように自閉症の特性の１つである「気の散りやすさ」という弱点をカバーする手法である。普通われわれが何か活動をする時（ここでいう活動とは勉強のこともあれば作業のこともあるが，考えごとをしたり読書をしたりといった抽象的な活動から料理したり電話をしたり，食事や着替えなどどのような活動であってもかまわない）に集中することが求められる。活動によって集中の度合いが異なるから，好きな活動（ゲームなど）ではついたてがいらないが，あまり好きでない活動（計算ドリルとか受注の作業とか）で，なおかつ周囲に視覚的に気を散らせるような刺激（他の利用者の動きとか，指導員が立ち歩くといった）がある時，さらにその自閉症の人が視覚的に気が散りやすいといった条件が重なるとついたてが必要かもしれない。それでついたてを立ててみる。もし効果があればついたてを使っても良いだろうし，効果がなければついたての場所や形態（高さや大きさなど）を再検討してみる，それでも効果がなければ不要であるからはずすことになる。もしその自閉症の子どもが視覚よりも聴覚で気が散りやすかったり，聴覚過敏があり音で不安になるようならついたてを準備するより静かな環境を設定するほうが先決かもしれない。このように構造化のやり方は個々の子どもの特性に応じて細かく決めていく必要がある。同じ子どもでも活動の内容や，その時の周囲の情況，その子どもの機嫌などによって構造化のやり方を柔軟に改変していくべきである。先に「かもしれない」という表現を何度か使ったが，適切な構造化を行うには，テストなどのフォーマルな評価で必要な

構造化の大枠の見通しをつけた後に，個々の情況で何がその時，その場で必要な構造化であるか常に考え，情況に応じて試行錯誤していくことが実際には必要である。理論を理解し経験を積んだ指導者であれば，試行錯誤の錯誤の部分を少なくすることができるだろう。

構造化された教育は重要ではあるが，TEACCHの唯一の原理と誤解されることがある。構造化が9つの原則のうちで一見もっとも容易にみえるし，実行することができそうに思えるからであろう。適切に構造化するためには次にあげる認知理論を理解してなければならないし，何のために構造化するのかという疑問を常にもち続けることが必要である。

### 6．認知理論と行動理論を重視する

行動マネージメントとコミュニケーション指導には行動理論と認知理論を統合して使用する。客観的に観察された行動を，治療効果の指標とすることは行動理論に依っている。行動理論側からのTEACCHに対する評価は一定しておらず，TEACCHは「行動療法（あるいは応用行動分析）そのものだ」とする見方から，反応時間や生起頻度の厳密な測定といった手法をとらないことや仮説的な認知過程を重視することから行動療法とは言えないという意見までさまざまである。要するに行動療法の専門家が何を行動療法とみなすかでかわってくる。TEACCHは行動療法（学習理論，応用行動分析なども含めて）の影響を受けていることは明らかであるが，行動療法の専門家が行動療法であるとか行動療法とは言えないとか評価するのはどうでもいいことのように思える。TEACCHは他のさまざまな領域から影響を受けてきたし，今後も行動療法に限らずいろいろな領域から学んでいくだろう。しかし，それはTEACCHの基本原則に適合する範囲での学びになるだろうと思われる。私見ではTEACCHは援助手段を考慮するときに「自閉症特性から出発する」という点で行動療法とは視点が異なるように思える。いわゆる問題行動への対処を例にあげれば，伝統的な行動療法のように問題行動に対して罰を与え消去を試みたり，良い行動を強化して問題行動を減らそうといったような方略をとる前に，まず自閉症

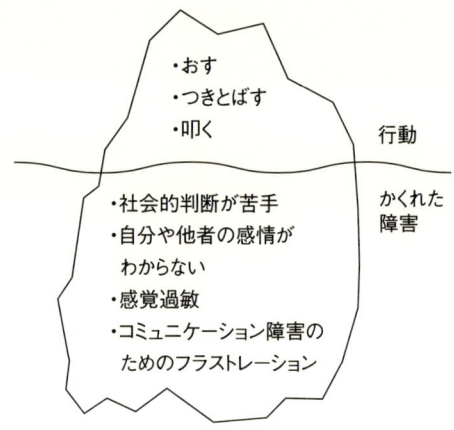

図1　氷山モデル(例)攻撃性

の特性から考える。そこで推奨されるのは氷山モデルである（図1）。行動は氷山の見える所である。しかし氷山の水面下には自閉症の特性があり，目に見える行動へ目に見えない自閉症の特性が大きな影響を与えている。問題行動に対応する時に，目に見えない自閉症の特性からまず考えるというのがTEACCHの特徴であり，水面下から考えるということは自閉症の特性，つまり自閉症の認知障害から考えるということである。認知理論から考えることは特に日本の指導者にとって理解が難しいようなので最後にもう一度解説する。

**例）給食の時に食事だと呼んでも水遊びを延々とする自閉症の子ども**
◎素朴な解釈
　その子は水遊びが好きなのだ，先生に逆らっているのだ，先生が嫌いなのだ，家庭のしつけが悪いのだ，わがままな子なのだ，水遊びのこだわりがあるのだ。
◎認知障害の視点からみた解釈
　1．水の落ちる所を見ることがその子にとって意味のある視覚刺激であり，そのような普通の子ならあきてしまうことを延々と見たがるのは視覚的情報処理の偏りがあるのかもしれない。

2．水の落ちる音を聞く意味のある刺激かもしれない。そうだとすると聴覚情報処理の偏りかもしれない。
　3．水の落ちる所を手の平で触っている。触角刺激を楽しんでるのかもしれない。触覚情報処理の偏りだろうか。
　4．先生の言葉が頭の中に入っていかないのかもしれない。水遊びに集中してしまい，言葉の刺激に注意を配分することができないのかもしれない。注意配分の障害だろうか。
　5．先生が「食事だよ」と言ったが，もしかしたら「食事だよ」という声かけが「食事においで」という意味だと理解していないのかもしれない。
　6．「終る」ということがわからないのではないか。

　他にもいくつかの可能性があるかもしれない。1から3は感覚情報処理の障害，4は注意の障害，5はコミュニケーションの障害，6は終結の概念理解の障害であり，いずれも自閉症によくみられる認知の障害である。いくつかの理由が複合しているのかもしれないし，1つかもしれない。そこを把握するのが療育者の役目である。ではどのように対策を立てればいいのか。素朴な解釈にしたがうと「叱る」「言い聞かせる」「親にしつけをきちんとするように注意する」くらいしか対策が浮かばないのではと思われる。実際にそういった指導をする保育者や教育者もいるようだが，それでことがすむほど自閉症という障害は容易ではない。では対策について考えよう。
　1から3の感覚情報処理の障害を想定してみる。水の落ちるさまを見ることで引き付けられているのだとすれば，水に対して視覚刺激によるドライブがかかっているだろうと想像される。ならば，1つの手段は視覚的ドライブを遮断する（カバーで覆う，視界を遮るために子どもに目の前に顔を出す），より強い感覚的ドライブを使う（子どもがより好きな玩具などのドライブ刺激を提示，終りを意味するタイマーの音で刺激する）などの方法が考えられる。4の注意の配分の障害であれば，子どもの注意が水から途切れた瞬間を見計らって声をかける，聴覚刺激（声かけ）に対して注

意が配分できないのであれば視覚的に刺激してみる（食事の絵カードの提示など）5のコミュニケーションの障害であれば「ご飯だよ」という代わりに「食堂へ行こう」と声をかける、それもわからなければ「食堂」「食事」などの絵カードや文字カードを提示するという方法も考慮される。6の終りの概念が分からなければ，前もってタイマーなどで遊んでいい時間をセットしておく，タイマーがなったら「終り」という指導をする。注意すべきは好きな遊びを終結するためにタイマーを使うことから始めると大抵失敗する。普段からあまり好きでない活動を終らせるときにタイマーを使う練習をしておくと効果があがることが多い。やや図式的に整理したが，もちろん実際の臨床場面ではいくつかの情報処理過程の障害が重なっていることが多いし，たとえば絵カードを示して終結ができたとしても，その絵カードがどの認知過程の障害に効果があったかは子どもの状態や情況によりさまざまであろう。もしかしたら音声言語の理解の悪さが視覚的指示で自分に求めら得ていることが理解できたのかもしれないし，注意がカードに向けられたために効果があったのかもしれない。あるいは絵カードの視覚的ドライブが水遊びのドライブに勝ったのかもしれない。療育する側は，カードが効果があった，あるいは無かったで満足せず，いつも認知心理学的（つまり情報処理の）観点から，どうして効果があったのか，なぜ効果がないのか考えなければいけない。

　以上，自閉症の認知特性から援助の手段を考えてきたが，子どもにも当然ながら意思があるということをもう一度確認しておこう。もし，水遊びの後で子どもの嫌いなものを無理やり食べさせられるような「偏食指導」が待っていたら，どんなに構造化の手法を用いても，子どもは水遊びをやめないだろう。構造化とは子どもの嫌がるものを無理やりやらせる手段では決してない。構造化とは教え方の枠組み（フレームとかフォーマットと呼ばれる）の工夫であって，課題の中身（コンテンツ）とは基本的に無関係である。課題（学習課題とか「偏食指導」など）の中身が子どもの興味と能力に適合していなければ，どんなに構造化を工夫しても無意味である。

　TEAACHの手法を療育に応用しようとする専門家は少なくとも大学教

養程度の心理学（認知心理学，発達心理学，学習理論）は学んでおく必要がある。基礎がないままにTEACCHのテクニックのみ模倣しないように留意したい。

### 7．スキルの強調と弱点を認めること

　もっとも有効な治療的アプローチは現在の子どもの能力を認識し，そこから出発して伸ばしていこうとする姿勢から得られる。そのためには子どもの長所や関心に注目することが大切であるが，同時に欠点や弱点を正確に受けとめることも必要である。

　子どもが課題に失敗したときは，課題が子どもにあっていないのではないかと考え課題を子どもの能力や関心にあったものに変更するか環境の再構造化を行う。課題に成功したときは当然言葉や態度などを誉める。現在ある能力に重点を置き，なるべくいつも誉めて接することができるように課題設定する。失敗したときに叱ったり罰を与えたりすることはしない。ここで課題というのは机上の課題だけでなく，問題行動のコントロールやコミュニケーションの理解など広い意味で使用していることに注意して欲しい。

　自閉症によくみられるこだわり的な興味も得意な能力につなげることができるし，時刻表にこだわる子どもには算数の後のご褒美に使うといったように他の活動を教えることにも利用できる。子どもの能力を強調することで誉めることが増えて，子どもも自信をもつことができるだろう。

　誰でも自分の興味と長所が生かされるとうまく行動することができるようになる。教師や親がそのことに気づくと，子どもに対するポジティブな気持ちが強まり，子どもも自信をもち，よりよく交流できるようになるだろう。

### 8．ジェネラリストとしての専門家

　TEACCHのセラピストはジェネラリストである。欧米の伝統的な精神科における治療場面では医師が診断や医学的評価をし，心理職が心理テス

トをし，ケースワーカーが親の相談にのり，言語療法士がコミュニケーション能力の評価をし，直接の療育は教師が担当するといった具合に細かく専門分化されていた。最近では日本でも同様の傾向にある。TEACCHのセラピストは専門がなんであれ，子どもの評価と療育プログラムの立案，親の相談，教師へのコンサルテーションなど，自閉症の子どもの援助全般を行う。TEACCHのスタッフはそのようにトレーニングされているわけである。

　TEACCHセンターにおける診断・評価セッションの方法にもジェネラリストモデルが現れている。診断の前にセンターの責任者が子どもの療育上，親がどういうことを知りたいかまず尋ねる。セッションでは親担当のセラピストが数時間にわたって親から子どもの生育歴を聞き出し，子ども担当のセラピストがPEP-Rなどの検査をする。責任者は子どもの検査場面を見ながらCARSに記入する。セッションの後で3者が互いに情報を持ち寄り，診断を下し，子どもの療育方法や親の疑問点に対してどのように対処するのが良いのか議論する。親担当，検査担当のセラピストは固定しているわけではない。セッションの後では親の疑問が，どのような領域のものであれディレクターやセラピストが答える。ここではスタッフの役割はたとえば言語療法士や臨床心理士といった特定の領域の専門化を代表しているのではなく，ジェネラリストとして方針を立てるのである。

　またTEACCHにおけるスタッフのトレーニングもジェネラリストモデルに基づいている。セラピストのバックグラウンドはさまざまで心理学出身者が多いが，言語療法や教育の専門家もいる。出身分野がなんであれ，専門家の4つの役割や子どもを直接指導する方法，心理テストの手技，CARS，親援助の方法，幼児期の療育，学校教師のコンサルテーション，グループホームでの援助の方法などの広範な分野についてのトレーニングを受けるのである。

　日本においてはそもそも自閉症療育においてSTやOTといったスペシャリストの関与がほとんどないので，結果的に専門家（プロフェッショナル）はジェネラリストにならざるを得ないのかもしれない。日本における問題

は自閉症の教育や療育，医療などで生活を立てている教師や指導員，心理職，医師や看護婦などの職業人（プロフェッショナル）がプロフェッショナルとして要求されるべき技術と知識に関して無自覚であることが多いことであろう。養護学校の教師が「自閉症のことは素人です」などと平気で言えてしまう風土はジェネラリストモデル云々以前の問題である。こういうことが許されるのは公務員（療育に関わる多くの専門家は公務員である）としての自覚が足りないし，それが許されるのは納税者として監視が甘いとも言えるし，許されてしまうシステムを変えるための努力が親の会などに求められているとも言えよう。さらに自閉症療育（自閉症に限らないが）に必要な知識や技術といった無形の能力に対して評価をしない，「障害児」の福祉に関わる専門家は清貧であるべきと風潮が療育の質の向上を阻害しているように思える。TEACCHのサービスは州民に対しては無料であるが，それにはもちろん税金その他から十分な補助がなされて始めて可能なのである。州外で行うセミナーや留学生に対する研修費は日本の水準からみればかなりの高額を必要とする。もちろんTEACCH部が「金儲け主義」というわけではなく，専門家（スペシャリストかつプロフェッショナル）としての知識と技術に対する正当な報酬を得ることは当然のことであるという認識がサービス供給側（TEACCH部）にもサービス受給者（州民，研修生など）にもあって，その認識が一定水準以上のセラピストの供給を可能にしているのである。日本には良い専門家が少ないという嘆きをしばしば耳にするが，良い専門家は自然に生じるわけではない。良い専門家を高く評価し，悪い専門家を排除するようなシステムを作っていくための努力がサービス提供側（行政機関，教育機関や福祉機関），受給側（親の会や自閉症の子どもをもつ家族など）に求められる。

## 9．生涯にわたるコミュニティに基盤をおいた援助

　自閉症の特性は変化するが，治癒するわけではない。したがって長期にわたるケアと将来をみすえたプランが必要になる。TEACCHのセラピストは幼稚園から高校，グループホーム，職場などでコンサルテーションを

行う。構造化された指導は学校だけでなく，グループホームや職場などの成人対象の機関でも行われることになる。各年代を通して一貫した指導を受けるため，自閉症児やその家族の混乱は最小限にすることができる。ここでは構造化は学校と施設，社会を橋渡しする役割をもつことになる。つまり学校でスケジュールの使用について理解していれば，卒業後の職場やグループホームなどでもスケジュールの中身を変えるだけで，新たな場でのスケジュールを理解しやすくなるのである。構造化の手法を使うと，「世間」に出てから困るという批判がある。ノースカロライナでは州全体が構造化されているために自閉症の人々が適応できるのだという誤解もある。たとえば手帳に書いたスケジュールを使用することで安定した生活がおくれるとしたら，その手帳は世界中どこでも有用であろう。しかし手帳を使っていても，それは見通しをつけることができるということで自閉症の人を安心させても，他人とのコミュニケーション能力まで向上させるわけではないし，こだわりや感覚過敏が消失するわけでもない。音に対して過敏な人には大声を出すことを控えるという周囲に協力は必要である。自閉症の人の多くは生涯にわたる援助が必要であって，構造化で完全に自立できるわけではない。自閉症の特性を考えたとき生涯にわたる援助が必要なことは世界中で同じであろう。自閉症の人のスキルが向上するように援助することはもちろん必要だが，周囲の理解や協力もそれと同様に大切であり，生涯にわたる援助が必要なのである。

## まとめ

### 1．認知理論から考えることと構造化の力に用心すること

なぜ自閉症の子どもにとって構造化という手法が有効であるか？　なぜ言葉で言っても通じない時に視覚的に絵や文字で指示すると通じるのか？　それは彼らが自閉症だからである。

言い換えれば自閉症の特性をもつからである。自閉症の特性については5に述べたが，ここでもう少し補足しておこう。自閉症の子どもは視覚的

に提示されたものに対して「従ってしまう」傾向がある。これは筆者の師であるシャーロットTEACCHセンターのジャック・ウォール博士が繰り返し強調していたことである。彼はそれを前述のように「ヴィジュアルドライブ」と表現していた。終りの概念が伝わりにくい子どもが玩具を手放さない，いくら「終り，お方づけ」と声をかけても玩具を放してくれない。フィニッシュボックスを子どもの視界に入るように提示すると，すんなりと，あるいは吸い寄せられるようにフィニッシュボックスに玩具を入れてくれる。留学当初の筆者はそんな経験を何度も目の当たりに「ビジュアルの力」に驚嘆した。ウォール博士はそんな筆者に「ビジュアルの力に注意するように」と何度も念を押された。当初その意味がよくわからなかったが，ある時ビジュアルの力を目の当たりにし構造化の力の怖さを実感したことがあった。ある自閉症の子どもが両手で手づかみで食べることを続けるので，セラピストの1人が机の左側に手形を描いた紙をおいた。そしてそこを見るように指示すると，子どもは紙の上に左手をおいて，もはや両手で食べることはせず，右手でフォークを使って食べるようになった。食事が終ったので遊びにいこうと促すと本人もその気になっているのに，左手を机から離せなくなっていた。まるで左手を机に接着剤でくっつけたように，紙の手形にぴったりと自分の手を合わせ続けるのである。そして本人は明らかに遊びに外に出たがっているのだが，左手を机に置いたまま離れにくそうに辛そうな表情をしていた。これが「構造化の力」である。力である以上，ポジティブにもネガティブにも働きうる。TEACCHを学んだ初心者はこの構造化の力に魅了され，多用しがちである。たとえば着席しない子どもに向かって「座る」とかいた絵カードを提示すると，本当に座ってしまうことがある。これもビジュアルドライブであり，視覚的に提示されたものに反応してしまうのは自閉症の特性である。しかし「座る」というカードを多用してはいけないのである。なぜなら，座るべき場所で座らない，たち歩くという情況は，その環境が子どもにあっていないということを意味するからである。情報処理の視点から考えれば，座るべき場所で立ち歩くというのは，そこで提示されている課題が本人にあっていな

い，あるいはその場所の構造がその子どもに適合していないということ，言い換えれば情報処理不全に陥っている可能性を意味するのであって，まず環境のセッティングや課題に中身を吟味するべきである。「座る」というカードを安心して使っていいのは，聴覚的な指示が理解できないが視覚的指示なら理解できるという子どもの場合である。子どもにとって本当は座りたくないような情況で「座る」というカードを多用してはいけない。なぜなら，子どもの嫌がることを構造化の力で強要することはヒューマニズムに反するからである。また嫌なことに，構造化の力で「心ならずも」従ってしまう経験をするうちに，いつか子どもは構造化に対してネガティブに反応するようになる。カードを見せると怒って破りすてる子どももいるが，それはそれまでのカードの使い方が間違っていた可能性大である。

ここで認知心理学的な見方からTEACCHで使う代表的な構造化の手法についてもう一度整理しておこう。視覚指示，つまり絵カードや文字カードによる指示が有効なのは聴覚情報処理より視覚情報処理の方が相対的に優れていることが多いことと，自閉症特有のビジュアルドライブ（視覚的な刺激に対して従ってしまう傾向，広義のこだわり）のためである。子どもが嫌なことはどんなに視覚刺激を使っても嫌なのであって，嫌がることを視覚刺激によってやらせることは障害特性を逆手にとった無理強いであり，やってはいけない。視覚的スケジュールが有効なのは計画を立てること，計画されたことを記憶しておくこと，言葉の指示が分かりにくいことなどのためである。認知心理学的な用語を使えばプランニング，短期記憶やワーキングメモリー（作動記憶），聴覚情報処理の障害のためであり，そのような障害がある子どもには有効であろう。こだわりを切り上げるためにカードやトランジショナルオブジェクト，フィニッシュボックスなどの視覚刺激，タイマーの音などの聴覚刺激が有効なことが多いのは，「終りの概念」の障害があるからである。「終り」という抽象的，時間的概念を理解することよりもフィニッシュボックスやカードなどの形があるものの理解が容易であることや，タイマー音などのように記憶しやすい単純な刺激の方が反応しやすいために上記のような認知的刺激を用いるのである。

普段から練習していれば一種の条件づけが生じることも関係してるだろう。自閉症の特性としてある刺激とある行動が一度結びつくと，情況からはなれてこだわり的にある刺激に対して一定の反応をしてしまう傾向がある。フィニッシュボックスの場合は，容器という形態が強いビジュアルドライブをもたらすことが関係していよう。

　構造化の手法は自閉症の子どもが豊かな生活をおくれるように，自己実現と自己決定を行えるように援助するための手段であって，嫌がることを無理強いするために用いるものではない。

### 2．いくつかのTEACCHに対する誤解
1）いつも一定の方法で教育することが大切か？

　これは完全にNOである。TEACCHでは自閉症の情報処理能力には一貫性がないことを強調している。自閉症の子どもの能力はその時その場の子どもの機嫌や周りの情況，関わる大人の対応などによって変化する。いいかえれば，能力をいろいろな情況でコンスタントに発揮することが難しいのである。であるから，大人の対応も子どもの状態に合わせて柔軟に改変しなければならない。たとえば，普段やっている課題を10準備したとする。しかし，たまたまその日は機嫌が悪かったり，周囲が騒がしかったりして，とても10の課題ができそうにないと思われれば，その日は課題の量を減らしたり，苦手な課題をやめて好みの課題を増やすなどの配慮をすべきである。子どもの情報処理能力に一貫性がないということは，教える側が常に子どもに合わせていかなければならない。そのためには子どもの表情や動作をよく観察しておく必要がある。パニックになる子どもの多くは，それ以前になんらかのサインを出していることが多い。表情が険しくなる，常同行動や奇声が増えるなどが代表的なサインであるが，そのようなサインがみられればパニックを起こす前に，子どもが落ち着いて取り組めるような環境に移したり，課題の中身を改変するなど，その場その場で教え方を柔軟に工夫すべきである。

2）声をかけたり微笑みかけてはいけない？

これもNOである。声をかけてはいけない場面というのはたしかにある。イライラしているときに、下手に声をかけるとパニックを誘発することもある。しかし、だからといって声をかけたり、微笑みかけてはいけないわけではない。子どもが処理できるポジティブな情報（声かけたり抱きしめたり、微笑んだり、誉めたり）はいくら与えてもいいし、楽しい雰囲気は非常に大事である。しかし、子どもが理解できないような、あるいは混乱を助長するような刺激は慎むべきである。単語レベルでしか理解できない子どもに、機関銃のように話しかけても混乱させるだけである。いつも子どもの反応をモニターしつつ、もし混乱していれば言葉を単純にして声をかけなおすといった配慮が求められる。同様に混乱している時に微笑みかけることでさらに混乱させるようなら、情報を制限する目的（混乱をもたらす理由の多くは過剰な処理できないほどの情報である）であえて無表情に淡々と話しかけるといったテクニックも使うこともある。

部屋や文房具、課題を子どもらしくアニメのキャラクターなどでかわいく装飾することも、それが子どもにとって混乱をもたらすのでなければ、いくら飾ってあげてもかまわない。

### 3．TEACCHの今後

以上TEACCHの基本的考え方について述べた。TEACCHとは完成された体系ではなく、常に新しい知見を取り入れて成長していくものである。日本においてTEACCHのアイデアを取り入れていく際には、TEACCHの基本原則に留意する必要がある。TEACCHは宗教ではなく科学的理論と実践に基づいた療育プログラムである。ノースカロライナでこうしているから日本でも同じようにしなければいけないというわけではない。日本の療育者に望まれるのはTEACCHの表面的模倣ではなく、TEACCHの哲学に基づきつつ専門家として日本の自閉症児・者とその家族のための援助の方略を考えていくことであろう。

謝辞：本稿の内容の多くは，シャーロットTEACCHセンターのディレクターである，Jack Wall博士から学んだものである。ここに記して深い感謝の念を伝えたい。

参考文献

1 ) Schopler, E., & Reichler, R. J. 1971; Psychological referents for the treatment of autism. In D.W. Churchill, G. D. Alpern, & M. K. Demyer (Eds). Infantile autism(pp. 243-264).
2 ) Schopler, E., & Reichler, R. J. 1971; Parents as cotherapists in the treatment of psychotic children. Journal of autism and childhood schizophrenia.
3 ) Schopler, Brehm, Kinsbourne, & Reichler 1971; Effects of treatment structure on development in autistic children. Archives of General Psychiatry, 24, 415-421
4 ) Schopler, E. (Ed.) (1995). Parent survival manual: A guide to autism crisis resolution. New York: Plenum.
5 ) Schopler, E., (1997). Implementation of the TEACCH Philosophy. In D.J. Cohen & F.R. Volkmar (Eds.), Handbook of autism and pervasive developmental disorders. pp.767-795 New York: Wiley.

## 第2章 診療・相談
――児童精神科外来での診療・相談

村松　陽子

はじめに

　京都市児童福祉センターは，児童相談所，就学前療育施設，診療所，情緒障害児短期治療施設などを含む公立の施設である。私は，その中の医療部門にあたる診療所で外来診療にあたっている。診療所は，小児科と児童精神科を中心にしており，様々な訴えをもつ子どもたちやその家族が受診する。その中でも発達障害をもつ子どもの受診はかなり多く，児童精神科には多くの自閉症の子どもたちやその家族が，診断，問題行動についての相談，療育的相談などを目的に受診する。

　児童精神科では，従来一般の予約外来の中で自閉症の診療を行ってきた。しかしながら保護者に自閉症という独特の障害を理解し，障害特性に合った対応を習得してもらうためには，より系統的な援助や指導が必要だと感じ，平成7年度から自閉症の専門外来を設けた。

　私たちは自閉症の専門外来をふくめた外来診療においてはTEACCHの理念や技法を大いに参考にしてきた。TEACCHは全州規模で包括的に行われているものではあり，TEACCHを取り入れるといっても，1機関の1部門で行えることは限りがあるが，限界はあるものの非常に有用だと感じている。まだまだ不十分な実践であるが，児童精神科外来における自閉症への対応の内容を紹介する。

## 1．診療の内容

　児童精神科では，一般の外来診療の他に，自閉症専門外来を設けて自閉症の子どもの診療を行っている。

　外来を受診する自閉症の子どもの数は近年急激に増加しており，平成11年には市南部に開設された京都市児童療育センターにも，自閉症外来がおかれ2カ所で診療にあたっている。しかし，その後も急増し続けるケースの対応には苦慮しているところである。

　私たちが外来診療という形態で実践するにあたって，TEACCHセンターの診断・評価と家族援助の機能を1つのモデルとして，私たちの事情に応じて変化させて実施している。また，これらのサービスを行う中で，TEACCHの障害特性のとらえ方と援助における理念や技法から多くを学びつつ日々の仕事を行っている。

### 1．外来診療
1）診断

　自閉症に対しては，子どもの行動観察および家族からの聴取によって，ICD-10やCARSに基づいて診断を行っている。受診経路は児童相談所や療育施設，学校保健所，他の医療機関等からの紹介，家族からの直接の予約などである。

　自閉症と診断された子どもの家族に対しては，この時点で自閉症の障害とはどのようなものなのか原則から対応の方法などについての大まかな説明を行い，各種資料の提供や書籍やホームページの紹介を行うとともに，下に述べる専門外来を紹介する。

2）問題行動の相談

　行動上の問題についての相談のための受診も多い。さまざまな問題行動の相談に対しては，自閉症の障害特性をよく考え，TEACCHの構造化のアイディアや行動療法的な考え方等を参考にしながらアドバイスを行って

いる。必要に応じて投薬を行うこともある。

## 2．専門外来（自閉症外来）

自閉症の専門外来は，自閉症や周辺のコミュニケーション障害の子どもを対象にしている。

この外来の目的は，①家族に自閉症という障害の特徴を理解してもらう，②家族が自閉症の特徴に合わせた対応や指導ができるようにする，③子どもを詳しく評価し，それぞれの子どもに合わせた指導方法や課題を考える，ということである。

自閉症外来では，このような考え方のもとに，評価，入門プログラム（学集会と診察）直接指導プログラム，相談，高機能自閉症とアスペルガー症候群についての学習会，学校の教師との学習会，などの形を組み合わせて実施している。スタッフには児童精神科医師，心理士，保育士，保健婦がいる。開始して6年が過ぎたが，いろいろ試行錯誤を繰り返しているところである。

### 1）評価

自閉症もしくはその周辺の障害と診断された子どもに対して，さらにくわしい評価をして，PEP-RやAAPEPを行う。

評価においては，その子どもがどのような自閉症の特徴をもっていて，それが子どもの行動や学習にどのような影響を与えているのか，子どもの持つ強いところと弱いところは何か，子どもの興味や関心は何か，というような点を中心に見ていく。そして，このような点の評価から得られたことを踏まえて，今後どのように教えていけばよいのか（指導の方法），何を教えていけばよいのか（指導の内容）などについて，できるだけ具体的な助言をするようにしている。この評価の結果は，検査直後に口頭で説明するとともに，後日文書にして家族にわたしている。そうすることで，あとで読み返して確認したり，他の家族や担任教師などに見せて評価の結果を共有することもできる。

また，検査の様子はワンウェイミラーやモニターカメラをとおして家族にも見てもらい，検査場面を家族と共有するようにしている。検査を見るときには家族にも担当者がついて，検査場面で起こっていることを説明したり，家庭での様子を聴取したりする。検査での子どもの様子を見ながら家族から，「やっぱり言葉の理解むずかしいんですね」とか，「こうすればわかりやすいんですね」，「こんなことができるんですね」などの感想があり，家族が自分の子どもを客観的に捉える良い機会となっている。
　このように個別の評価を家族といっしょに行う中で，家族が自閉症という障害を理解し，自分の子どもの発達や行動の特徴を理解できるように努めている。PEP－Rは時間も労力もかかる検査であるがそこから得られる情報量は非常に多く，個別の綿密な評価の重要性はTEACCHでも強調されているとおりであり，診断・評価の作業をていねいに行うことが（時間的に制約があり十分に行えているとは言えないが），その後の療育や援助の方向性を決める上で非常に大切であると感じている。

　2）入門プログラム

　ほとんどの家族は，自閉症と診断されても自閉症というのがどのようなものなのか，どうすればいいのかわからない。このような家族に対して，自閉症について基礎的なことを知ってもらうための導入部分として，3回の学習会と2回の診察を組み合わせた「入門プログラム」を設けている。学習会では，自閉症の障害特性や，対応の方法について基礎的なことをスライドやビデオも加えながら講義する。そして個別の診察では，それぞれの子どもについてそれらのことをあてはめて考え，助言をしている（図1）。
　この時期の家族はまだまだ混乱している人も多いが，自閉症についての正しい情報を診断されて間もないときに知ってもらうことで，これからの子育てのための良いスタートを切ってもらえるようにと努めている。

```
＊「自閉症ってなに？」
＊「子どもに意味を伝えるために～わかりやすくする工夫～」
＊「子どもからのコミュニケーションを育てる」
```

図1　入門プログラム学習会の内容

3）直接指導プログラム

入門プログラムを終了後，さらに具体的に子どもへの指導や対応法について知りたい，やってみたいと希望する家族には直接指導プログラムに参加してもらう。このプログラムは，TEACCHセンターで行っている継続診断セッション（extende diagnosis）を1つのモデルにしている。半年にわたって，1回1時間程度のセッションを計9回実施し，家族に実際の指導の様子を見てもらいながら，家族が子どもの特徴や指導の方法について理解を深め，家庭や地域での生活で実際に使えるようになってもらうことを目的にしている。

このプログラムの流れは図2に示したが，最初にPEP-RやAAPEP等の検査の結果や，家族からの情報をもとにして，子どもの現在の状態についての評価を行う。家族から情報を得るために，子どもの現在の状態についてのチェックリスト（コミュニケーションの状態，身辺処理や家事のスキル，遊びや余暇，対応に困っている行動，好きなことや物などの項目がある），毎日の生活の日課表，生活地図，親の希望を記入する用紙などを利用している。

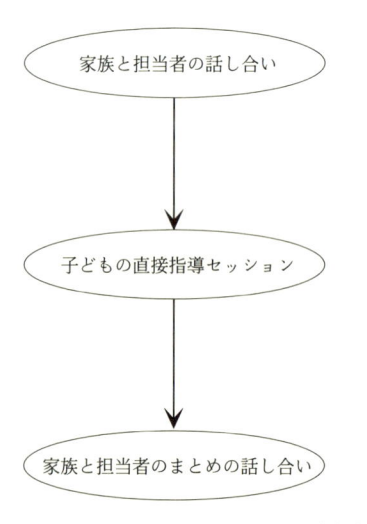

家族と担当者の話し合い
→ 子どもさんについてのいろいろな情報を集めてご家族と共有し，ご家族の希望も合わせて，指導の方法や内容についての計画を立てます。

子どもの直接指導セッション
→ 子どもさんを直接指導しながら，子どもさんに合った指導やコミュニケーションの方法や内容を探してゆきます。同時にセッションでわかったことを家庭で生かしていくためにご家族のお手伝いをします。

家族と担当者のまとめの話し合い
→ 半年間に行ったことやわかったことについて確認し，今後の生活に生かしてもらうための話し合いをします。

図2　直接指導プログラムの流れ

このようにして集めた情報をもとに，一人ひとりに合わせた指導方法や指導の内容について家族と担当者が話し合う。話し合いでは，それぞれの子どもの自閉症としての特徴に基づいて，環境の意味を子どもにわかりやすくする構造化の方法や，子どもからの表現性コミュニケーションの指導法に焦点をあてる。また，子どもの興味や強み，発達レベル，日常生活における実用性，将来における自立性，親の希望などを考慮して，指導内容を考える。

　2回目からは，実際に子どもに合わせて，場所を設定し，スケジュールやワークシステム，教材などを作り，子どもの指導を行う。子どもの指導はマンツーマンで行い，家族には別の担当者がついて，ワンウェイミラーやモニターテレビでセッションの様子を見ながら，セッションのポイントを説明したり，家庭での状況や取り組みについて家族から聞いたりする。このようにして，計7回の指導セッションを行う中で，子どもの障害のとらえ方や，子どもへの対応の方法（特に構造化やコミュニケーション指導の方法）を家族に学んでもらうように努めている。

　また，指導セッションで得られた成果を，家庭や地域でも使ってもらうことを重視しており，そのために家庭や地域で具体的にどうすればよいのかを助言したり，家庭を訪問して指導することもある。また，学校や保育園・幼稚園の先生にセッションの見学をしてもらったり，指導場面のビデオを見てもらったり，学校や園の訪問もできるだけ行うようにしている。

　半年のプログラムの終りには指導をふりかえって，今後の方向性や課題について家族と話し合う。また，指導セッションのまとめを文書で手渡している。このプログラムに参加した家族からは，「子どもの障害についてよくわかった。子どものことが理解できるようになった」「子どもへの対応の仕方がよくわかった。子どもとの生活が楽しくなった」「子どもが生き生きと自信をもって活動する姿を見ることができて，うれしかった」「親の気持ちが楽になった」などの感想が寄せられている。

　実際にこのプログラムに参加した親の多くは，その後も子どもの障害特性について理解し，継続的に家庭や地域で構造化やコミュニケーションの

工夫を行いながら上手に生活している。また，スタッフの側も，それぞれの子どもについて，特徴や具体的な手だてについてよりよく理解することができ，その後の家族や学校・園に対して助言をする際に役立っている。

### 4）高機能自閉症・アスペルガー症候群の保護者学習会

最近，高機能自閉症やアスペルガー症候群と診断される子どもの数が急増しており，これらの子どもをもつ家族に対する援助サービスを考える必要性が生じてきた。そのため，平成12年度よりほぼ月に1回の頻度で，「高機能自閉症・アスペルガー症候群の保護者学習会」を開催している。保護者が，講義や資料によって高機能自閉症やアスペルガー症候群についての基礎的な知識や情報を得て，理解を深めるとともに，同じような障害の子どもをもつ他の保護者と日常的なこと，学校のこと，制度や進路のことなど，さまざまなことについて互いに情報交換したり，同じ悩みをもつ親として共感し合ったりする場となっている。

### 5）相　談

自閉症外来に参加している家族に対して，上記のようなプログラムや学習会の他にも，家族からの相談に随時応じている。相談の内容は，行動上の問題への対応についてや，子どもの成長と共に変化していく療育上の課題についてや，進路についてなどが多い。相談は，親が必要と感じたときに，随時電話等で予約をとってもらっている。自閉症の子どもにはいろいろな行動上の問題が生じることが多く，年齢によって問題のあり方が変化していく場合もあり，困ったときに相談できるところが必要である。また特に年少の子どもをもつ保護者は，将来に対する不安も大きく，何かあれば相談できるところがあるということだけで精神的な支えとなると思われる。

### 6）学校の教師との学習会

学校との連携を深める目的で，平成11年より市内の学校の先生を対象にした学習会を定期的に開催している（およそ月1回）。自閉症の障害理解や障害特性に合わせた指導法などの情報をこちらから提供するとともに，先生同士で学校現場での実践を出し合って情報交換してもらっている。

## 2．問題点と今後の課題

　平成7年度に専門外来をスタートさせて以来の参加希望者は年々急増している。自閉症に対して専門的に評価を行ったり，相談や指導を行う機関に対するニーズの大きさを，改めて認識させられた。このような急激な対象者の増加に対して，スタッフの数，場所などは不足しており，体制の整備が追いつかず，利用者の希望に応じ切れていないのが現状である。

　TEACCHは自閉症の子どもの成長や社会生活を支えてゆくためには，包括的な支援が必要とされることを強調している。しかし，日本の現状ではノースカロライナのように一貫した教育や支援を可能にする行政的なシステムはないため，子どもや家族にかかわる各機関が一貫した援助を行えていない。われわれの地域も例外ではなく，私たちのところのような診断相談機関，就学前療育，学校教育，成人の福祉施設，就労援助などが，一貫性を持って援助にあたっているとは言い難い。ケースに応じて個別には他機関との連携ができているものもあるが，連携のための全体のシステムは持てていないためまだまだ不十分なものであり私たちにとって他機関との連携は大きな課題である。今後も個別のケースでの連携を広げながら，連携のためのシステムについても少しずつ考えていきたいと思う。

　児童福祉センター診療所は，原則として児童（18歳まで）を対象としており，私たちの外来も児童を中心としたものになっている。しかし，自閉症の障害は生涯にわたって続くものであり，成人になってもさまざまな問題を抱えている家族は少なくない。成人の自閉症の人やその家族が日常的に相談できる機関が必要だと思われ，児童期から青年期・成人期にわたって一貫して相談できるシステムが望まれるところである。

　外来での助言や指導の質を向上させてゆくことも，大きな課題の1つである。そのためにはスタッフの研修を充実させスタッフの技術や資質を向上させてゆくことが必要である。

おわりに

　このようにまだまだ課題は山積しているが，これらの援助を行う中で，わが子の障害を理解し上手に工夫しながら，子どもとコミュニケーションをとりあって生活している家族がどんどん増えているのを目の前にできることが，私たちの大きな励みになっている。そして，このように早い時期から子どもの障害を理解して子育てを行うことで自閉症の人におこりやすい行動障害などの問題を最小限に抑えることができるのではないかと手応えを感じている。まだまだ未熟な実践で，改善しなければいけない点も多々あると思うが，これからもより良いサービスが行えるように努力していきたい。

# 第3章 幼児通所プログラム（1）
―― 家族と協働して，ネットワークを築き，生涯支援を目指す

安倍　陽子

はじめに

　以前TEACCH部で研修を受けていた時，最も素晴らしいと思ったことは，「コラボレーション」，日本語にすると「協力」「協働」ということになるだろうか？　さまざまな人や機関と協力関係を築いて自閉症の人たちへの支援を発展させていることだった。日本でもTEACCHが教えてくれた構造化のシステムやアイデアを実践している所が増えており，その成果を聞くことができるようになった。自閉症の人たちへの支援のあり方が少しずつではあるが，明らかになり伝わりつつある。しかし今現在それは点であって，いずれ線や面になっていくことを誰もが願っている。一部では，少しずつ線になりつつあるところもあるようだが，多くは「引き継ぎ」が大きな課題となっている。

　TEACCHは，ノースカロライナ州で親の会と伴に，自閉症の人たちに対して揺りかごから墓場までの生涯にわたる支援を，面というより3次元的に行っていこうとしている。自閉症の人たちが何らかの支援を必要としているということは，ある特定の場所や時期だけの問題ではなく，幼児期から園，家庭，地域，そして学齢期，成人期へと向かう時間と空間のネットワークの中でのシステムが必要であり，構造化のアイデアが生かされなくてはならない。

　各TEACCHセンターでは，子どもに対して詳細に診断と評価が行われているが，その診断と評価に基づいてセラピストがときには通園施設，またある時は大人の作業所，グループホーム，学校，サマーキャンプなど，

場所を変えてコンサルテーションに出向いており，それに同行できたことは私にとって非常に良い勉強になった。セラピストは「〜しなさい」と一方的に支援方法を伝えるのではなく，それぞれの場所で，家族，園や学校の先生，成人関係の職員やジョブコーチ，ボランティア，他の専門職種などと対等な立場でお互いに話し合いながら，支援を考え組立てようとしていた。まさに生涯支援というとおり，セラピストが将来的な視点をもって，自閉症の人たちのライフステージに合わせた支援を行っていることに感銘を受けた。帰国後，成人施設や学校にも伺ったが，今回は，それらの経験を基に現在療育センターで行っているコンサルテーションから，幼児通所プログラムについて考えていきたい。

## 1．通園部との協力

### 職員や家族と連携し，情報を共有していくために

私が評価とコンサルテーションを行っているのは，4・5歳児が通う単独通園の自閉症クラスが中心である。私たちのセンター（横浜市南部地域療育センター）は，2歳児の新患が最も多く，そのほとんどが外来の早期グループにつながり療育の対象になる。3歳児になると母子通園と地域の保育園や幼稚園に進む子どもとにわかれるが，4歳児になりさらに専門的な療育が必要とされる子どもが単独通園に進む。自閉症クラスは，現在3クラスあり27名が在籍している。現在1クラス9名で職員が3名で療育にあたっている。職員や家族と基本的なことについての勉強会も定期的に行っているが，その中から要点を上げてみたい。

（1）子どもを理解していく　——診断と評価から

医師から「自閉症」と診断されただけでは，私たちは子どもをよく理解できるわけではない。世間では，いまだに情緒的な障害だと勘違いをしている人もいるし，脳の障害だとわかっている専門家でも家族には情緒的な関わりをアドバイスする人もいる。

「自閉症」と診断されても，言葉がなかったり視線が全く合わない子ど

もがいる一方で，視線もよく合いしゃべりかけてくる子どもがいる。多動で落ち着いて座っていられず常に自分の興味の方に向かってしまう子どもがいるかと思うと，座ったら指示されるまで動けない子どももいる。不器用な子どももいれば器用な子どももいる。本に記載されているようなパズルや型はめが好きで上手な子どもばかりではない。感覚面つまり視覚，聴覚，触覚，味覚，痛覚のアンバランスさなども，子どもによって現れ方や強さは様々である。また，子どもが育っていく過程の中でも症状が変わっていく可能性がある。

　自閉症という障害を認識し，さらにその子どもの特性を理解していくためには，詳細な診断と評価が必要である。前者は，自閉症に共通する特性を選び出し確認していくことになるが，家族との協力が必要である。しかし，診断だけで終ってしまえば，家族や職員はそれから先に進めない。診断は療育に役立たなければ意味がないとよく言われるが，そのためには詳細な評価が必要なのである。TEACCH部の研修で，いかに心理の評価が重要であるのかを知ったが，その子どもに焦点を合わせ，何が他の子どもと異なるのかその子どもの特性，強いところ（長所），弱いところ（短所），できそうなこと（芽生え）を洗い出し，療育プログラムに役立てていく。このことを家族や職員と共有して進めていくために，まずは子どもを評価している場面を観察室から見てもらうことにしている。子どもを客観的に見ることは，新たな捉えにもつながり，百聞は一見にしかずで，ただ評価レポートを読むのとは異なる。

　こうした評価とは別にプログラムに直接役立っていくのがインフォーマルな評価である。家族からの情報が大事で，子どもが普段の生活環境でどんな様子なのか，家庭ではどんな問題があるのか，家族のニーズは何なのかなどを伝えていただく。職員が日々の療育の中で，子どもの行動特性を理解したり，遊びや指導の中で繰り返し行われる評価も欠かせない。そうすることによって学習パターンやＡＤＬ面のレベルを知ったり，子どもの長所や興味・関心を幅広く見つけていくことができる。このようにして家族と職員，専門職との連携の中でお互いに情報交換を行い，子どもを把握

し個別療育計画の立案に向かう。

（2）具体的な療育目標があること——個別療育計画の作成，評価について

　以前は療育目標が漠然としていて，たとえば，「コミュニケーションをよくする」「みんなで楽しい活動を経験する」「友達を作る」といったかなりおおまかな目標が立てられるだけで，その結果は評価が曖昧になっていた。しかも家族が療育目標の設定に参加することはなく，職員主体で作成されていた。また職員は，家族支援が大切であり家庭や地域との連携は必要であると頭ではわかっていても，具体的に何をどうすすめていったらよいのかわからず，手探り状態であった。

　当然のことだが，一人ひとりが違う子どもであり，それぞれの療育目標が異なることを学んだ職員は，家族から，より生活に即した目標を具体的に聞けるようになり，共同作業で療育計画を作成するようになった。たとえば，コミュニケーション指導については，一人ひとりに合わせて，Aちゃんの場合はそのコミュニケーションのシステムが写真であったり，Bくんは実物であったりと異なる評価から得られたデーターを基にクラスで指導している。そして家庭でも同様に使っていただいている。単に「コミュニケーションをよくする」といった目標から，どんなシステムを用いてどのような場所で誰とどのようにコミュニケーションをとるのか，具体的に考え記述するようになった。

　「楽しい活動を経験する」「友達を作る」というような社会性についての目標も，情緒的な表現が用いられることが多かったが，どのような活動にその子どもが参加できるのか，どのくらいの人数の集団であれば参加可能なのかを細かくみていくことができるようになった。楽しめる活動のためには，指導者がではなく，それぞれの子どもが何に興味や関心を示すのかをおさえておくことが必要である。

　このように個別療育計画として具体的な目標をかかげ記述していくためには，子どもの発達および知的水準や行動特性などを理解していくことが前提となる。その上で，指導についてもどのように教えていけば良いのか，課題分析やスモールステップなどの指導の仕方や視覚的構造化の支援を用

いていくことになる。ただ闇雲に教えれば良いのではなく，指導には専門的な知識が必要である。援助の段階も，介助をするのか，モデルを示すのか，指さしぐらいの援助でできるのかなどを子どもに合わせて設定する。できない場合は，今の段階では目標にしないこともある。

　また，目標を立て指導を行ってもそれが適切であったのか否か，結果として評価をだすことが大切である。そのためには，評価基準が設定されていなければならない。職員だけではなく家族もその評価基準に合わせて家庭という場所で評価していくことが，個別療育計画の目標と結果の振り返りになり，新たな目標に向かって引き継がれることになる。

（3）自閉症の特性に合わせた指導を行う
　　　　──「構造化された指導」を学び，生活の中に応用していく

　自閉症の特性に合わせた療育を行っていくためには，自閉症を理解していくことが前提となる。残念なことには，「構造化された指導」を子どもを型にはめることだと考えている人たちがいまだに多い。運動障害の子どもに移動の手段として車イスを作りその指導をするのと同様である。車イスがすでにあって子どもが存在するのではなく，子どもがいて初めて子どもに合わせた車イスを作ることになるのである。しかし，社会性やコミュニケーションの障害に関しては，どうしても情緒的な問題と捉えられがちな傾向にある。知的障害の子どもと同じような教育の中で，自閉症の子どもが集団参加できずにいると「人と交わることができない。待てない。ガマンできない」と言われ，子ども自身の問題や育て方のせいにされてしまう。

　TEACCHが長い時間かけて考案した「構造化された指導」の四大要素である物理的構造化，スケジュール，ワークシステム，視覚的構造化は，自閉症の人たちがこの世の中で生きていくための支援システムである。彼らは，私たちと見方や感じ方が異なったり，物事の関係性や関連を捉えることが苦手だったり，時間や空間を認識することに問題があるために環境の意味を理解することが困難であり，ストレスを多く受けている。そのような人たちにどのような支援を組めば周りを理解しやすいのか，この世の

中を生きていきやすいのかを,具体的に私たちに伝えてくれている。子どもの物の見方,考え方,注意の向け方,さまざまな問題をおさえて指導していくことが最善の方法である。

　家族の中で育っても,コミュニケーションの存在すら気づかず,奇声を上げて走り回っている子どもがいる。自分の興味のあることに没頭して,家族がどこかに連れていこうとするとパニックになり移動が難かしい,道順や電車の名前,文字などはすぐ覚えるのに食事やトイレには問題が多いなど,ごく普通の家庭生活をおくることが困難な子どもも多いが,家族はどうやって子育てを行っていったら良いのかわからず途方に暮れている。家族支援を行うにも具体的なアドバイスが必要である。家族との連携の中で,家族が通園療育を理解し,職員が家庭訪問を行って,構造化された指導を通園から家庭に,家庭から通園に伝えていく双方向の歩みが必要である。

## 2. コンサルテーションの実際から

### 望ましい環境とは——子どもと意味を共有していくために

　子どもが毎日通ってきて半日を過ごす通園生活が,リラックスできて楽しい所であることがまず基本である。感覚の問題を抱えている子どもも多く,特に聴覚的な刺激には弱い子どもが多い。自分の泣き声は気にならなくても他児の声には過敏に反応し,嫌なことには奇声を上げたり人をたたくなどの症状を示す子どもがいるので,9名という集団で療育を行っていくためには,アイデアや工夫と職員間の連携が必要となる。感覚に異常があるために,通常の生活の中で私たちが気づかない刺激に過敏になったり,逆に普通のことに無反応だったりする。痛みに鈍感であったり,危険の察知ができないということ自体,実に危険なのである。毎日を安定して普通に暮らしていくことが難しく,家族も苦慮されている。安定した生活を維持していくためにも,特別な配慮が必要になる。

　私のコンサルテーションは,自閉症のこうした特性の理解を家族や職員

と進めていくと同時に通園環境そのものの見直しから始まった。以下に，いくつかのポイントをまとめてみた。

　家族に対しては，家庭でどのように育てていったらよいのか，クラスの見学，保護者会，勉強会などや，心理の評価や面談，個別指導の時間，家庭訪問などを通して，職員が個別に対応している。＜家族との連携＞では，家庭での取り組みについて実例を上げる。

### 1．場所の設定と意味の共有

　以前は，各クラスとも，遊びも活動も食事も同一空間で行っていた。スケジュールを言葉で知らせてもわかる子どもはいない。絵カードを使ってその日のスケジュールを伝えようとしても，うまく伝えられなかった。職員も活動によっていちいちテーブルを出したり片づけたりと時間のロスが多く，そのたびごとに子どもが散ってしまうので，次の活動に誘導するのが困難であった。

　子どもの知的水準とは関係なく，適応を良い状態に保つにはどのような場を設定するのかが重要である。高機能の自閉症の成人が就労して成功するのも，場の設定が鍵となる場合が多い。場の設定を行うに際して参考になったのは，地域の保育園である。私は外来に通う子どものために地域の巡回相談を行っているが，訪れた保育園の0歳児から年長児までのクラスを常に見て回っていた。保育園によって異なるのだが，園は幼児が生活を行っている場なので，構造化という言葉を誰も使わなくても教室の随所に工夫を施してあり参考になった。クラスの壁や天井には子どもたちの作品が飾ってあり，装飾にも気が配られていた。そうして，見て回るうちに，何故今まで障害のある子どもの施設が普通の環境とこうも異なるのかと逆に思うようになった。子どもが生活していくという点では，変わらないはずである。通園に通う子どもたちの力や好みに合わせた作品作りは，私たちの方で考えれば可能なはずである。現在は，子どもたちの作品を定期的に飾っているが，クラス全体の環境に目を配ることは，子どもの活動をも見直すことにつながる。

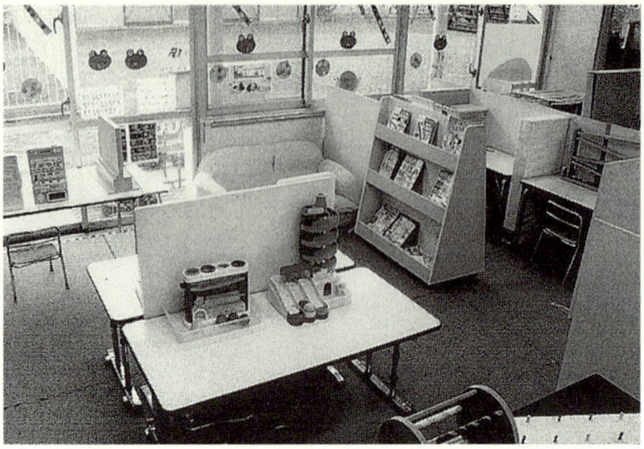

写真1　遊びの場所（プレイエリア）

　子どもが今，何をすれば良いのかが最もわかりやすいように，活動の内容と一致させて場所を作った。場そのものが，職員と子どもで共通の意味をもつことになる。子ども自身が今行う活動に注意を向けることができるようにパーテションを立て，集中できるように仕切った。遊びの場所（写真1），着替えの場所，自立的な学習を行う場所は独立させて作ったが，クラスのスペースは限られており，朝と帰りに行う集会や小グループ活動，職員との個別学習や食事の場所は同一とし，イスやテーブルの配置を変えてスケジュールで意味が分かるようにした。クラスの中で，子どもが流れをもって移動できるようにパーテションがあることが大切であり，それぞれの場所を配置した。コンサルテーションを重ねていくうちに，クラス全体の色にも気を配るようになり，子どもが居心地が良いように現在はパーテションの色をピンク，若草色，地味な黄色の3クラスにしている。白い色は意外と光の反射が強く刺激がきついように思う。クラスによっては，さらに区切りのパーテションの色も変え，お着替えは緑，自習は紺，というように視覚的にはっきりさせ，スケジュールの絵カードの地の色と一致させている。

　しかし，こういった場所は，固定化されているわけではない。子どもの成長に合わせたり，子どもと職員が生活しやすいように作り替えている。特に，遊びの場所は，後でその重要性を強調するが，職員がその都度といっていいくらい見直しをしている。

<家族との連携>

　多くの家族が，家で子どもがカーテンにぶら下がったり高いところに登ったり，押入の中の物を全部外に出して中に入るなどして，その度ごとに親が注意をしなければならず，親もストレスがたまることを話されている。家から飛び出していく子どももいれば，水遊びに興じたり，洗剤や薬関係のプラスチックボトルが好きで中身をだしたり口にする子どももいて，親は休まる暇がない。

　ある家族は，子どもが自分の身をどこに置いたらよいのかがわからず，落ち着く場所を本人が探しているかのようだと話している。そこで，職員が家庭訪問を行って，家族と一緒に家庭内の場の設定を検討した。子どもが落ち着いて過ごすためには，場所も大事だが，何をすればよいのかがわからないと落ち着けない。問題行動は，そのことを止めさせようとするならば，何をすればよいのかを積極的に教えていかないと止まない。遊びについては後でふれるが，幼児期は好きな玩具や物を見つけることが目標になる。この家族は，通園の遊びの場所の設定を見て学ばれ，家庭でも同じように設定した（写真2）。お父さんがパーテションを作り，活動に注意を向けることができない子どもが集中できるように家庭でも使っている。それを臨機応変に移動させ，テレビを見るときや個別の勉強にも使用している。この子どもは，4歳の時には本に全く興味がなく玩具もなめたり投

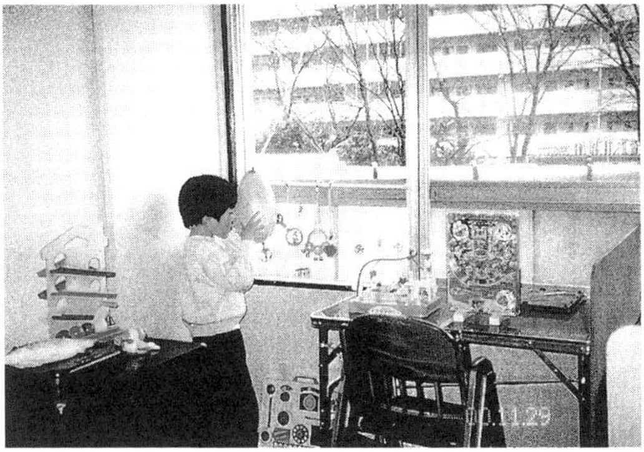

写真2　家庭での遊びの場所

げたりしていたが，2年間の通園療育の歩みの中で，電車の雑誌や絵本，スイッチやプットイン系の玩具などで遊べるようになった。自分の落ち着き先がようやくわかってきたようだと家族は話されている。子どもが落ち着くと家族にも余裕がでてきて，親も落ち着いて子どもに接することができる。

### 2．意味の共有と自発的なコミュニケーション
1）子どもによって異なるコミュニケーションのシステム

場所の見直しとともに，子どもにどんなシステムを用いたらこちらの意図が伝わり，また子どもが奇声やパニックという手段ではなく意図を伝えられるのかを検討した。家族からこんな言葉が聞かれる。「親だから子どもの様子を見て，今何をしてほしいのかは大体わかる。しかし，こちらのことをどうやって伝えたら良いのか全くわからない。」子どもに大声を上げたり，繰り返し言えば伝わるわけではないと頭ではわかっていても，つい声を張り上げてしまうことはないだろうか？ しかし，そんな私たちの側に問題があるのである。何故，言葉の理解が困難な子どもがいるとわかっていて，しかも言葉が出ていない子どもも多いのに，言葉以外のシステムを持ち合わせていないのだろうか？ もしかしたら，言葉がわかる私たちの怠慢なのかもしれない。その子どもがわかる絵カードや写真カードにしても作成には時間を要する。理解できる実物を探すためには，子どもをよく観察していなくてはならない。子どもによっては，意味はわかってもカードをなめたりかじったりして，コミュニケーションの道具としてはすぐに用をなさないものになってしまうかもしれない。その子どもに合ったものを用意するためには，クラスや家庭での評価が個々に必要である。また，言葉以外のシステムを用いることは，私たちが言葉を使用しないということではなく，子どもが言葉をより理解しやすいように用いるのである。したがって，私たちは自分たちが使う言葉そのものを整理して伝えやすいようにすべきで，そのことが意味理解が困難な子どものための通訳になるのだと思う。

## 2）スケジュールと移動の問題

　意味が共有できるシステムが見つかるとスケジュールを提示することができる。時間がどのように過ぎていくのか，目を通して視覚的に理解が可能な子どもたちである。しかし，私たちの通園では，知的に重い子どもが多いため，いくつものスケジュールを理解していくことは困難であり，通園時間の一部づつを知っていくことになる。スケジュールが示される場所（トランジッションエリア）に移動できる子どももいるが，職員から次に行うことのみを伝えられる子どもも多い。しかし，たったひとつでも次のスケジュールが示されるということは，今行われている活動の終りが示されることでもある。子どもが物事に「おわり」があることを学んでいると，移動が本当にスムーズになる。「おわり」を知るためには，活動の終りが，子どもにはっきりわかるように示されなくてはならないが，お片づけをするなど動作を伴うとわかりやすい。自閉症の問題として，いかに気持ちの切り替えができず，移動が困難であるのかを身をもって体験されている方が多いと思うが，コンサルテーションを行っていて，これは成果として実感をしている。

## 3）自発的なコミュニケーションの指導

　ここでは，子どもから自発的な発信を適切に人に伝えられることを目指す。普通であれば要求を人に伝えることは何でもなくたやすいことだが，自閉症の子どもには極めて困難なようだ。そこで，子どもがどのような状

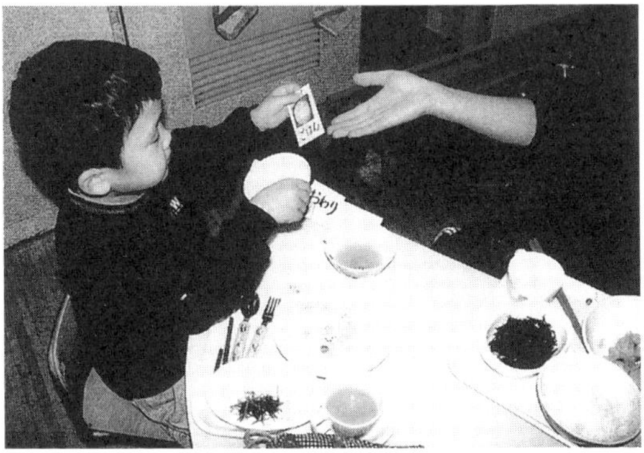

写真3　おかわりの要求をする

況（文脈つまり場所や人，時間の要素を含む）にあれば発信しやすいのかをまず捉えておく。食べる場面は最も要求表現がでやすいので，私たちのところでも給食時に職員とやりとりをしておかわりをしたり，デザートを要求したり，もういらない，おわりたい，などを伝える経験を積んでいる（写真3）。他に，教室内にトイレや麦茶のカードやカードでは意味がわからない子どものためにその意味を表す物など置いておき，子どもが人に発信しやすいように設定している。遊びの場所に，遊びたい玩具を選択できるようにチョイスボードを置いているクラスもあるし，給食を食べた後，自由時間の過ごし方を子どもに選択させているクラスもある。子どもの理解力によってコミュニケーションのシステムは異なるが，子どもが人に伝えて手ごたえがあることがわかると，わけのわからないパニックは減ってくるように思う。

＜家族との連携＞

コミュニケーションのシステムやスケジュールの提示は，通園という場所に限らず，日々の生活の中で実際に使っていくことが大切である。むしろ，家族が日々使って生活しやすくなるために，通園で練習していると言ったほうが良いだろう。

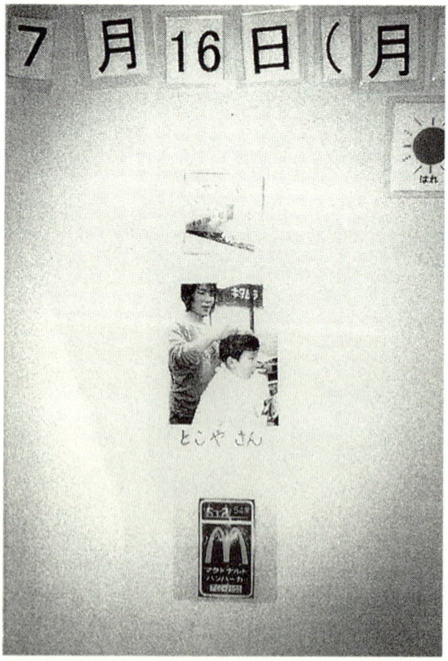

ある家族は，子どもが自閉症クラスを卒園し現在養護学校に通っているが，幼児期から本人に適したスケジュールを提示していくことが，いかに不適切な行動を減らし日々の安定した生活につながるのかを話されている。現在デジタルの時間はわかってきたところなので，帰宅後の予定とテレビの時間を書き込んだボードを設定している。卒園後，本人の余

写真4　家庭でのスケジュール

暇の1つはパソコンになっており，ゲームをしたり電気屋のホームページを見て過ごしている。

写真4は，家庭でお母さんが写真のスケジュールを用いてその日の過ごし方を「今日は，電車に乗って，床屋さんに行って，その後マクドナルドに行くのよ」と伝えている。

学校や施設では，スケジュールをパターン化すると自閉症の人たちは落ち着くと考えている方もいるが，スケジュールとパターンやルーチンは異なることを良く理解していなければならない。幼児期から日々をパターン化するのではなく，スケジュールを見て柔軟に過ごすことを教えていかなければ，家庭や地域で過ごすことが困難になってしまう。

### 3．好きな遊びを見つけていく

コミュニケーションと同様に好きな遊びを見つけていくことは，幼児期の大きな目標であり，家庭生活での活用に直接つなげていける。自閉症の特性の1つとして，子どもに限らず大人でも自由な時間をうまく過ごせないことが上げられている。自由であることは，何をしたら良いのかがわからないようなのだ。勉強や作業時間は適切に過ごせても，休憩の時間に問題行動が起こることが多く，家庭や成人施設でも悩みはつきない。したがって，子どものときから，好きな遊びを意図的に開発していくことが必要である。また，高機能の子どものように好きな遊びがあってもどのように過ごしたら良いのかプランニングできない場合には，選択肢を入れるなどして具体的に何をしたらよいのか伝えていくことも必要になる。

1）遊びの場所の構造化

（1）イスや棚，ソファーなどの設定

3クラスとも遊びの場所は，様々な工夫がなされている。活動と活動の合間の中継地としても存在するので，居心地が悪いと職員が特定の子どもの対応におわれ，他の子どもを見れなくなるので必死である。子どもが，立ってふらふらしていても目に入るように，目と同じ高さに玩具を設定したり，子どもがソファーにすわった時に，横の棚から玩具や本を手にする

ことができるように置いたり，机にすわると前に棚があり，玩具が目に入るように設定しており，子どもの注意を引くように様々な工夫をしている。

子どもがリラックスして過ごせるように感覚面にも配慮しており，必ずソファー系を置いている。運動障害があり座位困難な子どもが使用しているクッションチェアや直角リクライニングチェアなどは，自閉症の子どもにも非常に有効だということがわかってきた。自ら座りにいく子どもが多く，時には取り合いになる。クッションチェアは，座った場合背中と両脇の3方からしっかり支えられるので，触覚的にも座り心地が良いのかもしれない。

（2）コーナー作り

自閉症の子どもの場合，子ども同士が重なり混み合った状態になることを嫌がる子どもも多く，9人が同一の遊びの場所に入っているとパニックになってしまう。そこで，子どもの興味が向かうコーナーをいくつか設定し，分散して過ごすことができるように考えている。音楽をヘッドホンで聞くコーナー，パズル系を行うコーナー，粘土遊びをするコーナー，本を読むコーナーなどを置き，子どもがそういったコーナーを利用して安定して過ごせるようにしている。

2）玩具の工夫と種類

自閉症の子どもは，普通の子どもが選ぶ玩具とは異なったものを好んだ

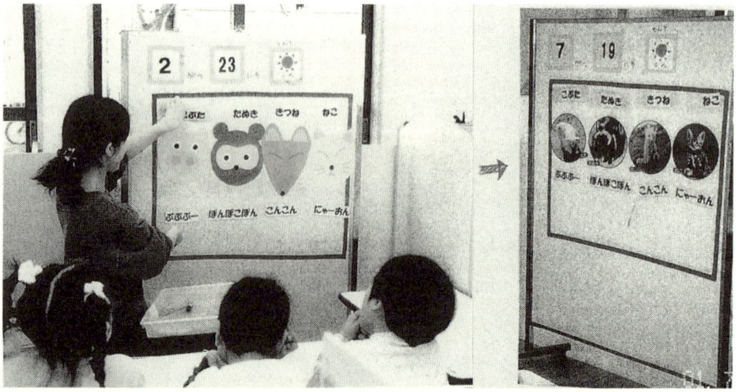

写真5　子どもによっては，左のかわいらしい絵ではまったくわからず，右の実写版のほうがわかりやすい。実写版を使うことも多い

り，違った遊び方をして楽しむ場合も多い。もちろん，ミニカーや電車が好きな子どもは多いし，アニメキャラクターが大好きな子どももいるが，いわゆる子どもの絵本にのっているような大人が描いたかわいらしい絵を好むとは限らない（写真5）。幼い時から鉄道ジャーナルや昆虫・植物・魚などの図鑑類，数字やアルファベットの本，電気製品のカタログ，天気図などが好きで，大人顔負けの本物嗜好である。そういった嗜好を理解して，本棚には絵本以外にも多種類の雑誌を置くようにしている。

　感覚遊びを常に楽しむ子どものためには，ひもやかじってもよいようなプラスチック玩具，ボール類，タオルのような布系も用意している。市販の玩具では遊べないので，感覚を満足させる遊具を探してきたり，職員自らがペットボトルや健康グッズ，薬局にあるような広告グッズなどで子どもが興味をもちそうな玩具を手作りしている。物投げをする子どものためには，玩具にひもをくくりつけ，持ち運びはできても投げる事はできないように工夫をしている。玩具類もあきるので，時々各クラスが入れ替えをしたり，職員も新しいものを見つける努力をしている。

＜家族との連携＞

　先ほど遊び場の設定のところで，ある家族の例を紹介したが，他の家族についても同様である。暇になると裸足で外に出ていき走り回ったり，水を口に含んでは出すことに興じているような子どもの場合，少しでも操作的な遊びができるようにと家の中に本人専用の遊びの場所を設定した。お父さんが，子どもがイスに座れることによるプラスの効果に気づき，イスやソファーを置き玩具棚を設定した。遊べそうな玩具や鉄道ジャーナルなどの本を用意し，遊びの時間の過ごし方を教えた。言葉はでていないが，写真でコミュニケーションのやりとりができるようになってきているので，コミュニケーションボードを作り，遊びたい玩具を選択して伝えるようにしている。両親だけではなく兄ともやりとりができるようになってきている。

　最近は，お母さんの中にもパソコン操作が上手な人が増えており，自閉症の療育に関する情報をわれわれよりも先に知っていたりする。家庭生活

の中で子どもとのコミュニケーションや余暇活動作りにパソコンからさまざまなものを取り込んだり，デジカメやポラロイドなどを教育者よりも上手に使いこなしているお母さん方が多い。特にデジカメはすぐに画像で確認できるので，子どもにスケジュールの予告を提示したり今日の出来事をおさらいすることも可能である。子どもの様子をわれわれに伝えてくれる場合でも，デジカメで写真を撮り説明書きを添え，徹底的に視覚的な情報で伝えてくれるお母さんがいる。子どもとディズニーランドに行く前には，パソコンから各アトラクションの映像を取り込んでカード集を作り，行く順番に並べてリングに通しておき，事前に子どもに伝えておく。当日，そのカード集を持参してその順番どおりに遊んで「親子共々ハッピーでした」という報告をもらっている。

　また，ある家族は，パソコンから旅行に関する情報を取り込み，「旅行も電車や飛行機，宿泊するホテルも事前に子どもに予告しておくことができます」と，話されている。私たちの心配をよそに，飛行機やホテルは良く構造化されているので，意外と楽しめる子どもは多い。

### 4．移動することの練習

　「移動」の手段はいろいろあるが，最も基本になるのはある場所からある場所へ歩いて行くことである。しかし，幼児期は移動それ自体が本当に難しい。親と手をつなぐことすら拒否する子どもがいて，すぐに走り回り大人が追いかけなければならなかったり，おんぶを要求して歩きたがらなかったりする。まして兄弟，他の子どもと歩調を合わせて歩くことや「歩く」と「走る」の意味の違いを理解していくことなどはまことに難しい。それに，歩くことは，方向性を理解することとも関係する。そこで，クラス内で移動することから，クラス外の他室へスムーズに移動するためにも適切に歩くことの練習が必要である。移動を練習するのに，いきなり9人を連れ出すことはできず，1人の職員が子どもをまず1人，次に2人，3人とステップを組んで練習している。初めは，「館内散歩」と言ってセンター内を誘導フープを使って歩く練習をする。それができるようになった

ら，少しずつ地域の利用も兼ねて，センター外にある近所の公園の遊歩道，それから公共の道や横断歩道などを歩く練習をしていく。職員の指示により，途中でベンチにすわって休んだりお茶を飲む練習をしたり，横断歩道で信号を待ったり，道を曲がるときに車を見ることなど細かい指導が必要である。家庭では外へ連れ出すことが難しいために，車や自転車に乗せて移動していることが多いので，こういう練習は家族からのニーズがきわめて高い。歩行のために使用している誘導フープや誘導ロープも，ある保育園で行っていたものを参考にさせていただいている。

　休憩で休む練習は，地域での待ち時間をどう過ごすのかを考えることにもつながっていく。徐々に時間を長くしていき，本やミニ玩具なども用意する。病院や駅では待つことが多いので，その対策を家族と考えている。

### 5．自立的に行う

　「自立的に行う」と聞くと幼児期には関係のないことのように考えられがちだが，自閉症の特性から考えると大事な目標である。ある場所ではできても他の場所での応用が難しかったり，先生の強い指示でできている子どもの場合は，先生がいないとできなくなってしまう。自分で物事の関連性を少しでも見通し，行動できると自信につながっていく。

　これまで，クラスの場を見直し，子どもの理解に合わせて私たちと意味が共有できる手がかりを探してきたことを述べてきた。環境全体が子どもにとってわかりやすく設定され，スケジュールが理解されると，おのずと子どもは自立的になっていくのである。いつ，どこで，何をするのかがわかると，私たちも自信をもって生活できるのと同様である。人に聞いたり，指示されなくてもよいからである。逆に言えば，わからない環境であるからこそ，指示待ちになったり見勝手に関係のないことをやって注意されるのである。

　学習について言えば，職員との個別指導の時間で新しいことは習うが，その後1人で自習ができるように自習の場を設定している。将来の学習行動や職業行動に結びついていくように，イスにすわって短時間でもよいか

ら自習を行えるように，こちら側が子どもに合わせて設定を考えている。自習の内容は，プットイン（物入れ），1対1対応，物や絵カードなどの分類やマッチング，ビーズ・ボタン・スナップビーズ・はさみの使用など手を使った作業的な課題を中心に，文字や数字につながる前教科的な課題やお手伝い，余暇活動につながるような内容を考え合わせて作成している。子どもの理解力によっても異なるが，システムを使ったり，左から右，上から下へ順番に行うように指導している。大事なことは，子どもが机上で行うシステムを使えるようになると，生活の中で応用していくことが可能になっていくということである。その応用については次に述べる。

## 3．視覚的な工夫とシステムをグループ活動に応用していく

自閉症の人たちは，聴覚を通してよりも視覚的に情報を取り入れることが優位なので，視覚的に伝えることが必要だと多くの人が言うようになってきている。ところが，実際に情報を視覚的に置き換えて伝えているかというと，実践している所はまだ少ないかもしれない。視覚化しても，子どもがその意味をメッセージとして受け取れなければ役に立たない。そのためには，普段から子どもに伝わるように情報を視覚化して伝えていく努力が必要である。こちら側が積極的に使っていかなければ，やりとりは成立しない。しかも，視覚優位といっても一つひとつ実際に学習していくことが必要である。子どもが情報として理解していくためには，時と場所が変わっても継続性や一貫性が必要なのである。

### 1．お集まりの会

園や学校で，朝の会や帰りの会を行う場合でも，自閉症の子どもは，いかに参加が困難で，他の子どもに合わせて会を行うことが苦手であるのか，ご理解いただけるだろう。席立ちをしてクラス内を歩き回ったり，クラスから出ていってしまう子どももいる。先生や他児の挨拶や話は聞いていられず，声出しをしたり他の子どもにちょっかいをだすこともあるかもしれ

ない。私たちは，子どもの注意が先生に向くように，歌やお遊戯や本読みなどにも興味をもって見れるように，しかも楽しめるように，と子どもの興味に基づいて，視覚的な方法を用いて会の内容を考えている。そのために，クラスの人数からではなく，子どもの理解力に合わせて，グループ分けを行っている。クラスによって9名全員が同じグループで行う場合もあるし，またクラスによっては2つまたは，3つに分ける場合もある。

　グループの会を行う場合にも，ワークシステムや視覚的構造化を応用している。ワークシステムは，1人でいかに自立的な課題や活動を行ったらよいのかという場合に紹介されているが，日常生活の中で多くの応用が可能である。集団であっても，会の活動がどのくらいあるのか，子どもの側から見て，左側に棚（上から下に段になっている）を置き，その中に活動の中身をバスケットに入れておく。先生は，その棚から1つずつ取り出し，活動を行っていく。自閉症の子どもの場合，知的に重度域の水準にあっても数字がわかる子どもも結構いるので，バスケットに数字をつけて行っているクラスもある。会の始めを明確にするのも大切であるが，全部終ったら，「おわり」を提示して会の終了を明確にし，次のスケジュールをそれぞれの子どもに手渡す（写真6）。前に「おわり」を幼児期から知っていくことの大切さを述べたが，グループ活動で「おわり」を見て経験することにより，他の場面でも応用が可能になった。食事場面で終りがわからず

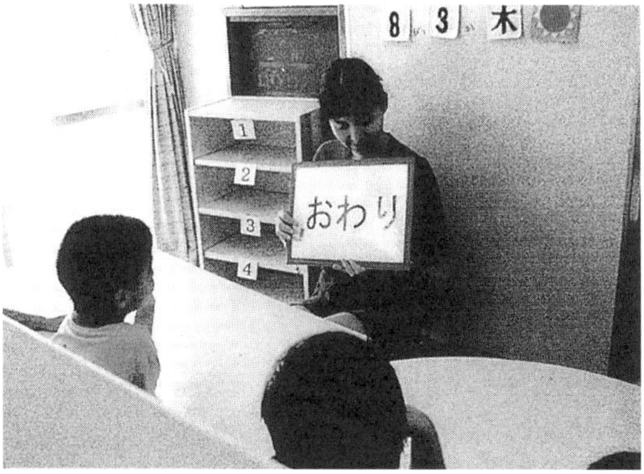

写真6　グループ活動でも「おわり」を示すシステムを使って活動を知らせる

食べ続けていた子どもが，終れるようになったケースもある。子どもによっては通園の給食だけではなく，家庭の食事でも終れるようになり，家族に喜ばれている。

　グループ活動で名前を呼ばれても自分だとわからない子どもがいたり，他の子どもが呼ばれても誰だかわからない子どもも多いので，名前を呼ぶときにその子どもの写真を貼った色別の「お名前カード」を作り，それを提示しながら呼びかけている。

　グループの内容についても，保育園や幼稚園に通う普通の子どもが楽しめるような活動，歌や遊戯をどのように工夫したら楽しめるのか，子どもの特性や理解力に合わせて作り替えている。歌や遊戯は聞くだけではなく，すべて視覚的に見る形に再構成している。今では，子どもたちは，お集まりの会が大好きで期待して参加しており，職員が新しいレパートリーの開発におわれている。以下にいくつか，紹介してみよう。

　1）やおやの歌

　幼稚園や保育園では，野菜や果物をすぐにイメージできる子どもが多いので，この歌が好まれて歌われているが，自閉症の子どもにとって野菜や果物は，嫌いな子どもが多くて興味の対象にならず，見ても嫌がる子どもが多い。したがって，替え歌にし，マクドナルドにあるものや電気屋さんにあるものなどにしたらよく見るようになって楽しむようになった（写真7）。

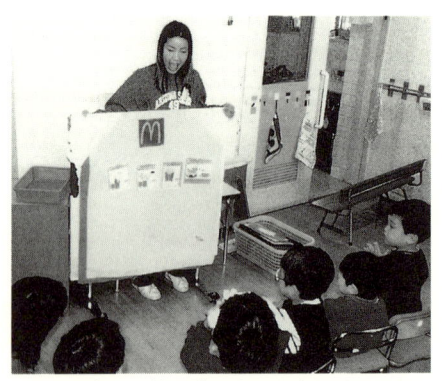

写真7　替え歌にすると楽しめる

2）お弁当箱の歌

　絵描き歌の好きな自閉症の子どもは多いが，指遊戯は動きが細かく注意が集中しないことが多い。「これくらいのお弁当箱に……〜」という歌もイメージがもてるように，缶の蓋をお弁当箱にしたり，これくらいという範囲を視覚的に明確にして歌いながらいかに見せるかを考えている。

3）アニメの歌や「結んで開いて」などの指遊戯の歌

　アニメのキャラクターを好む子どもは多いが，こうした歌なども視覚的な工夫によっては，知的に重い子どもであっても見ることができ，楽しめるということがわかってきた。先生が，絵をめくりながら歌ったり，子どもが人の手の動きに興味がもてない場合は，色のついた軍手を使うなどの工夫をすれば，興味をもって見るようになる子どもがでてきた。

## 2．ボーリング

　システムは，子どもが集団で順番に活動を行う場合にも使用することができる。4人の子どもが1つのボールでボーリングを順番に行っていき，他の子どもは見て楽しむものである。左から順番に，ボーリングを行う子どもの写真を示しておき，子どもが前に出ていって行う度に自分の写真を右側の終了箱に入れていく。今順番は誰なのか，次は誰なのか，が一目でわかるようになっており，終了も明瞭である。誰が最後にボーリングを行うのかもはっきりしている。ボーリングを楽しむ子どもは多いが，人の番は見ることができず待てない子どもが多い中で，こんな工夫をすると全員が見て同じ活動を行うことができる。

## 3．音楽を聴いたり，ビデオを見て楽しむ

　昼食後は身体のためにも運動系の遊びは避け，静かにして過ごすことを教えたいので，どのクラスも胃が落ち着き歯磨きが順番に行われて終了するまでビデオを見て過ごしていることが多い。ビデオを2つみてから次の活動にいくことを知らせるのに，上から下のシステムを見せて子どもに知らせている。もちろんビデオを小分けにして，どの子どもも楽しめるよう

に何種類かをダビングして用意している。一種類のものだと限られた子どもしか見ない場合もあるので職員が工夫している。音楽を聞くコーナーでも，1つのカセットに小曲をダビングしておき，カセットを2または3聞いて終るように設定している。曲も子どもに選択してもらっている。

## 4．他職種，医療関係者との協力

自閉症の子どもは，小児科，歯科，耳鼻科，など病院の利用が苦手で，家族はさぞかしご苦労をなさっていることだろうと思う。特に歯科や耳鼻科は，パニックになってしまう子どもが多い。床屋も利用できない子どもがおり，髪をさわられたりシャンプーやシャワーが嫌で髪の毛を洗うにも，強い抵抗を示す子どもがいる。

センターでは，内科，耳鼻科，歯科，視覚の各検診や身体測定などの日程は決まっているが，特に自閉症の子どもは苦手で，全くできない子どもがいたり，大人が介助して行う場合も多い。しかしできる限り，子どもが少しでも安心して苦痛なく検診ができるように，私たちの方でやり方や工夫できるところは最大限に考えていきたいと考えている。

**1．歯科検診の場合**
1）クラスでの歯磨き指導

幼児期では子どもによっても程度の差はあるが，身辺のことを一つひとつ教えていくにも手がかかる。親御さんのご苦労が手にとるようにわかるが，歯磨きを教えるのもその1つだと思う。まず，口の中に歯ブラシを入れることに拒否的で入れさせてくれない子どもがいたり，入れても噛んでしまって歯磨きにならない。水で口をゆすぐのも，水を口にすることすらしない子どもがいるし，口に含めてもおおかたは出せずに飲んでしまう。生活のことを教えていくには，普通はお母さんの真似でできるのだが，自閉症の子どもは真似をさせること自体が困難なので，教え方に工夫がいる。職員が口を開けるように「あ～ん」と口を開けて見せても嫌がっていたの

が，視覚的な指示を見せたらその意味がわかったようで思わず開けた（写真8）。どのクラスも，子どもの理解に合わせて絵指示を最大限に使用し，職員と子どものコミュニケーションをつなぐ媒体として活用している。

　もちろん，絵の意味を理解できない子どもには役に立たないが，わずかな時間でも意外と添おうとしてくれる。意味のわかる子どもには，職員がカードを指示しながら順番で磨くことを指導している。

2）歯科検診に向けて

　検診の1カ月ぐらい前からクラスでの朝や帰りの集会の中で，視覚的な指示を通して口を開ける練習やミラーやライトを口に入れる練習をしていく。他の活動も行う中で，口を開ける練習も1つの活動として子どもたちが座っているときに1人ずつ職員が行っていく。その他，個別指導の時間に，職員に指定されたところに寝て歯科検診で行われる手順に従って口の中を開け見せる練習をしていく。

　自閉症の子どもに急に「寝なさい」と指示しても抵抗なく仰向きに寝られる子どもは少なく，一つひとつのなんでもないことにつまずきパニックになってしまう。そして失敗経験をすると訂正がきかなくなってしまう。従って何事においてもできること，良い経験の積み重ねが大事になっていく。ナースや歯科医には，事前に行う順番を確認しておき，親御さんにも伝えておく。子どもに対しては練習を重ねていく一方で，検診日には職員がナースや歯科医と相談して検診の場の設定を行い，練習と同じ手順で行う。

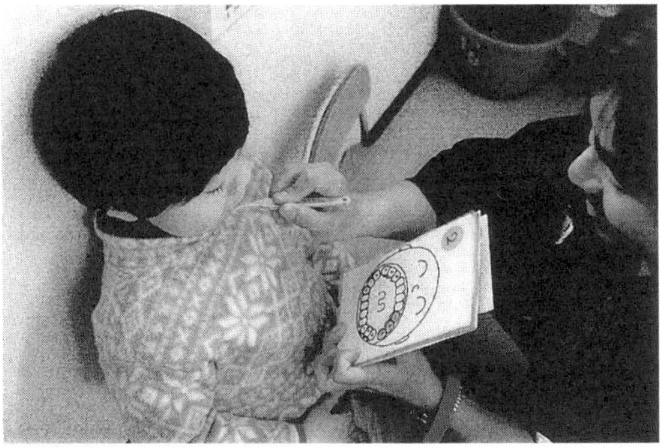

写真8　視覚的構造化により覚えやすくなる

まずは構造化された環境の中で親御さんや子どもが成功経験をもつことにより，地域で病院を利用する際に，そのステップや具体的な支援をお願いできるように考えていく。こういった練習やナース，医師との協力は，内科や視覚検診でも同様に行われている。

### 2．脳波検査の場合

　自閉症の場合には学齢期にてんかん発作を起こすことが多いため，私たちのセンターでは年中～年長児の間に最低1回は，脳波をとるようにしている。幼児期の子どもでも，脳波異常が従来から言われているよりも高率に見つかっている。

　先ほど，病院利用はもちろんのこと床屋の利用も苦手な子どもが多いと述べたが，脳波をとる場合も同様で，頭をさわって電極をつけるのが難しかったり，入眠剤を使用しても眠らないことがしばしばある。多くの病院では自閉症の場合，入眠剤を大量に使って眠らせ，それから電極をつけて脳波をとる場合が多いと聞く。彼らのパニックに対しては，誰もがお手上げの状態で，取り直しやあきらめもあるかもしれない。しかし脳波は，軽睡眠時（眠入りばなと目覚め際）に異常がでやすい。覚醒から睡眠，そして覚醒に至る継時的な記録が必要である。

　私たちのセンターでは，技師が何故自閉症の子どもが他の障害の子どもと比べてこれほど検査が困難であるのか，そのためにストラテジー，つまり何らかの戦略が必要なのではないかと積極的に取り組んでいる。心理との協力を基に自閉症の特性を学び，脳波をとる子どもの特徴をより深く理解するために心理の個別指導を見学してもらい，情報を交換している。入室自体が困難な子どももおり，入室しやすいように脳波室のドアの開け方に気を配り，好きな遊具を目に入る所に置き，すわれるようにイスを置く。

　入眠剤が飲めない子どもの場合は，好きな飲み物に混ぜるだけではなく，コップを置く位置や飲ませるタイミングも工夫する。そして，個別の学習机にすわって課題を行ったり，遊具で遊び，それに集中している間に電極をつけていく。その時に使う課題や遊具が大切で，その子どもに合ったも

のでなければならない。そのために，子どもがどういった課題を好んでいるのか，どんな遊びなら集中するのか，感触に対してはどんな反応を示すのか，コミュニケーションのシステムは何なのかなど事前に情報を提供している。通園児であれば，通園の様子を見学し職員との打ち合わせも行う。

　脳波をとるということも療育と同じで，子どもは，何をどうするのか，どうしたらよいのかがわかると安心して親御さんや技師さんの指示に従うことができる。そのために脳波室も心理や通園の部屋と同じように構造化し，リラックスできる環境づくりを心がけている（写真9）。電極をつけた後は，後ろに用意されているふとんに横になり寝る。

　親御さんとの協力も大事で，そのためには，準備として親御さんが，脳波をどのようにとるかということや予想される行動，それに対しての心構えを理解されていることが大切である。また，その時の子どもに合わせた臨機応変な対応も必要である。

　もちろん，感覚の問題が大きい子どももいて，これだけの準備をしても全員が成功するわけではないが，入眠剤の量を少なく抑えて覚醒からの継時的な記録がとれる割合は多いと思われる。しかも子どもがパニックにならず，親御さんも失敗経験を味合うことなく終れることが何よりも大事だと思う。技師さんも環境を構造化し準備をすることによって，以前よりも楽に脳波がとれるようになったと話されている。

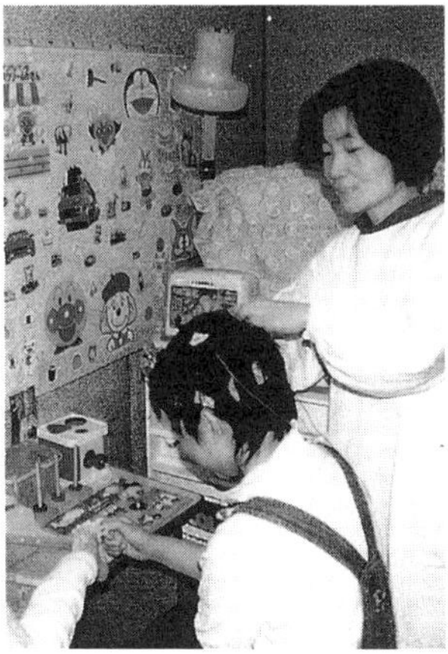

写真9　医療的な検査も自閉症の特性からやり方を考えていく

## おわりに

「構造化された指導を行うようになってどう変わったか？」という質問に対して，通園の職員は，視点の変換としてそれぞれの子どもの側に立って考えるようになったことをあげている。問

題行動を子どものせいにするのではなく，怒ったり泣いたりする理由は何か，何だったら理解できるのか，好きなものは何か，どんな方法ならわかりやすいのかを考えるようになった。構造化することで子どもの得意なことや苦手なことが見えるようになって，対応の仕方やどのような支援が必要かを，具体的に考えられるようになった。そして家族と協働で子どもの理解を深め，家庭や地域での生活に生かせるものを見つけることができるようになったと話している。

　コンサルテーションを行ってきて，子どもに関わるさまざまな人たちが，家族と一緒に協力関係をもって子どもを理解し支援を考えていくことが必要だとつくづく思う。自閉症という特性を生かした養育や教育を行っていくためには，私たちの柔軟な姿勢やアイデアや創造力が必要であり，常に肯定的で前向きな考え方が求められる。

　はじめに引き継ぎがうまくいかないことを記したが，最後に通園を卒業した親御さんから，学校，デイケア，地域での一時託児などで，「なぜ，子どもに支援や工夫が必要なのかわかってもらえない」という手紙をいただいたが，それを紹介したいと思う。

　　「……言葉が出ていても言葉だけのコミュニケーションは難しいのに，子どもが言葉かけをたくさんしかも大きな声でかけられている。子どもはそれを嫌だと表現できず，苦痛であることを伝えられない。できるだけ視覚的な情報を取り入れることで子どもが楽になることを伝えると，『甘やかしている。そんな支援は一生されるものではない』と否定されてしまう。何もない状態で自由時間を適切に過ごすことが困難なので，タイマーや写真，本などを持たせると否定され，子どもが唾遊びや爪かみなどをしていると障害のせいにされてしまう。目に見える障害であれば，最近の"バリアフリー"なる言葉のおかげでどういう支援が必要なのか考える機会が増えているが，目に見えない障害に対しては"必要性"さえもない社会のような気がしてならない……」

　　「……自閉症は克服していくものではなく，その特性を理解して工夫しながら生活していくことが大切である。それが彼らが人間らしく少しでも豊かに暮らしていくことにつながることを関わる人たちみんなに理解して欲しい。1人の人間として当たり前の生活を，送らせてやりたい……」

　これは，この親御さんだけではなく，私たち関係者すべての願いである。

# 第4章　幼児通所プログラム（2）
―― ひよこ園の取り組みの歴史

藤岡　紀子

はじめに

　ひよこ園は愛媛県の人口12万の小都市にあり，心身障害児を対象として，毎日単独通園・母子通園の療育，外来相談などを行っている施設である。筆者は昭和60年からこのひよこ園で，言語聴覚士として個別の言語指導を行ってきたが，当初より，クラス担任といっしょに（保護者も同席）個別指導を行い，逆に筆者の方もクラス指導に入るなど，個別指導とクラス指導を相互乗り入れの形で行ってきた。また定期的に言語の学習会を行い，指導法についても皆で検討を重ねてきた。

　平成3年の夏，TEACCHプログラム研究会主催のセミナー（愛媛セミナー）が松山で開催されることになり，ひよこ園の職員もそのお手伝いをすることになった。当時私たちは，TEACCHプログラムについて，ほとんど知識を持ち合わせていなかったが，そのセミナーの際に協力児として参加したひよこ園の卒園児が，そこで見せた落ち着いた行動に，園長以下，多くの職員が大変感動を受けた。このセミナーをきっかけに，職員間で学習会と個人的な実践が始まり，その半年後の平成4年4月，TEACCHプログラムを参考にした指導を行うクラスがスタートした。その後，多くの試行錯誤を重ねるうちに，私たちは，TEACCHが目指しているものについて，ようやく少しずつのみこめてきたしだいである。

　本章では，試行錯誤の中で私たちがTEACCHを理解してきた歴史と，現在行っている指導，特にコミュニケーション指導についてご紹介させていただきたいと思う。

## 1．ひよこ園におけるTEACCH理解の歴史

　前述の愛媛セミナーののち，2人の自閉症の子どもに，可能な限りの場所の構造化と，園での生活の流れを伝えるスケジュール指導を導入した。すると1人はかんしゃくが激減し，もう1人は自発的行動が増大した。

　その自発的行動が増大した方の子どもは，国リハ式＜S-S法＞言語発達遅滞検査では4歳前後の言語記号の理解レベルにあり，仮名文字も読めていたが，入園して3年も経つのに，何をするにも言語指示や身体的介助を，逐一必要とする子どもだった。ところが構造化によって，自分を取り巻く環境の意味が理解できるようになってくると，朝通園バスから降りると自発的に靴を片づけ，自分のクラスに急いで行くようになるなど，それまでの指示や介助の必要が徐々に少なくなった。それぞれの活動についても，何をどのようにするのか，手順を文字や絵で示してあげると，その手順書を見ながら活動に参加できるようになった。また大人に交流を求めてくることのなかったその子が，クラス担任に＜○○の絵を描いて＞とか，毎朝，＜献立を見に行こう＞などと要求してくるようにもなった。構造化を行うだけで，コミュニケーション行動に大きな変化が現れることに，私は大変驚いた。

　同様の変化は，ワークシステムを取り入れた個別指導や言語検査の際にも見られた。たとえば「あと○回質問したら終り」ということを知らせるために，本人の左側に丸いチップを質問の数だけ並べ，1つ質問するごとにチップを右側に移動する，そういうシステムを，ある子どもに用いたことがあった。その子どもは，机の上にチップをたくさん並べられたとき，「ウォーッ」と言って机に顔を伏せてしまった。あわててチップの数を半分に減らしたところ，それをちらっと見て，「それくらいなら，やってやろうじゃないか」と言わんばかりに，さっさと検査に応じてきた。このようなできごとを通して，私たちは構造化のもつコミュニケーション上の意味合いについて，知るようになったしだいである。

「自閉症の言語治療は，生活の中で伝達技能を習得させることが基本原則だ」（西村辨作，1988）と以前から言われており，ひよこ園ではTEACCH導入以前から，視覚的手がかりを媒介に，言語発達の促進をはかる指導法を参考にしてきた。しかし当時まだ私たちは，実物や絵カードを用いてまで，自閉症児に表現手段を獲得させる必要のあることには気づかずにいた。

　TEACCHクラスがスタートしたのち，自閉症児に係わる職員は，参考書やセミナーの講義録を片手に，場所を構造化したり，スケジュールや手順書を作ったりしていった。ただ，この時のスケジュールは，今思えば不十分なもので，個別スケジュールは比較的能力の高い，ごく一部の子どもたちにしか準備されていなかったし，大半の子どもたちは，1つの活動が終ったときに，次の活動を表す写真カードや実物を提示され，次の活動に移っていた。この方法は，言語指示が絵による指示に変わっただけで，先の見通しが立たない，すなわち時間の連続性が理解できない，という自閉症の障害特性を補うものではなかったし，手がかりをもとに，自分で判断して行動できるようにする，という「構造化」のもつindependentの意味あいを理解したものでもなかった。

　そういう不十分な点は多々あったが，このような工夫を取り入れることで，TEACCHクラスに入った継続児たちは，以前よりもずっと落ち着き，スムーズに行動できるようになっていった。私たちは，構造化の＜威力＞に，ただただ驚いた。

　しかし構造化で子どもたちはスムーズに動けるようになったものの，周囲の意志を汲み，それに沿って黙々と行動するだけでいいのだろうか，自分たちはTEACCHプログラムの真意を正しく理解しているのだろうか，と私は疑問と不安を抱いた。「次は○○よ」とカードで示されるがままに，ただ黙々と行動する様は，率直に言って私には異様に思えた。そこでノースカロライナ州に留学され，TEACCHプログラムを学んでこられた先生に，平成5年の夏来園していただき，ご指導を仰いだ。

　来園された先生は，スケジュールは年齢が低く発達レベルもまだ未熟な

子どもたちにも用意可能であり、また用意する必要があること、物事の終りをもっと明確に伝えるべきであることを話され、さらに表現性コミュニケーションの指導がなされてないこと、independentということの大切さが理解されていないことなどについても指摘された。以来、全員に中継点をもうけた「個別スケジュール」を導入し、同時に園に来てから帰るまでの1日の大まかな流れ（全体スケジュール）を朝の会で提示するようになった。

個別のスケジュールが入ったあと、子どもたちは「今日はぼくだけプールに入れない」など、ふだんと異なる事態が生じたときも、人の動きに惑わされたり、混乱することが少なくなった。私たちの指示や介助も減り、子どもたちに、自分の判断で行動している様子が多く見られるようになった。

来園されたおり、先生は一貫して、「自立心、自尊心を育てることが目標である」と強調された。しかし構造化が、自立心や自尊心を育てるということはわかるのだが、なぜおやつ場面で、食べたいものを大人に意志表示できるよう指導することが、そのまま自立心や自尊心を育てることになっていくのか、その時は十分に理解することができなかった。

その後、コミュニケーションの指導に行き詰まりを感じた私たちは、先生に何度かひよこ園に来園していただき、また私たちも逆に、先生の勤務しておられる養護学校に、ご指導の様子を見学に出かけたりもした。このような中で私たちは、「自閉症の人たちが自分で決定し、決定の結果を相手に、自分の方から伝えられる」ようになることの大切さを、少しずつ理解するようになった。

私たちは、要求の自発が生じやすいと思われるプレイエリアやおやつ・食事の場所を中心に、至る所に視覚的な伝達形態（実物・写真・絵・文字等）であるカードを置くようにした。プレイエリアの中も必要に応じて構造化し、絵本やパズルやお絵かきグッズなど、子どもが欲しがる物は、たとえ子どもがこだわっている物であっても、相手に的確に要求できるようにした。また色々な文脈の中での般化をはかるため、カードの携帯化も進

めていった。

　このように，本格的に表現性コミュニケーションの指導を行うようになるとすぐに，子どもたちのコミュニケーション行動に変化が見られ始めた。たとえば，2語文の理解が可能である音声発信困難児（年長児）に，カードによるコミュニケーションの方法を教えたところ，個別指導場面では可能であっても，なかなか日常場面では用いられることのなかった身振りが，短期間で用いられるようになった。また要求だけでなく，叙述や報告の機能も芽生え，問題行動の多かったその子が急速に落ち着き始め，問題行動に改善の兆しを見せながら卒園していった。実際に子どもの使いこなせる伝達手段を，とにかくまず，保証してあげることの大切さを教えられた事例だった。

　また給食の時，隣の子のおぼんに乗っている食事に手を出す子がいて，当初は衝立を使った構造化で対応していた。しかし食事場面での衝立使用に不自然さを拭いきれないでいたクラス担任は，もしかすると，おかわりしたい気持ちをこの子が他の人に伝えることを知らないところに問題があるのではないか，と考えた。そこでおかわりカードを作り，大人に渡すよう指導したところ，隣の子の食事に手を出す行動はたちまち消失した。自分の気持ちを，誰にどのように訴えればよいか教える必要を感じたできごとだった。同時に，問題行動が表現性コミュニケーションの問題とも関連して生じていることを知らされた，最初の事例でもあった。

　先生は来園されるたびに，私たちに数多くの貴重な示唆を与えて下さったが，次のエピソードは，私たちにとって「目から鱗」のできごとであった。

　先生は，プレイエリアにいたある子どもを観察して，「この子は，自分のエリアから出て遊びたがっている。この子にとって，プレイエリアが遊びの場所になっていない。自分が大事にしている切り抜き絵を他の子にさわられたり，乱されたりした時にどうしていいのかわからないから動けずにいるに違いない」と指摘され，大人に助けを求める方法を教える必要があると言われた。

さっそくその子に，黄色い台紙に「助けてください」と書かれたカードの使い方を指導したところ，数日後からそのカードが少しずつ自発的に使えるようになり，それと平行して，徐々にプレイエリア全体で遊べるようになっていった。そしてこのことをきっかけに，段々と人なつっこくなっていき，こだわりと思っていた「切り抜き絵ならべ」も消失した。また自発のコミュニケーション行動数もそれまでの4倍と増え，叙述機能も出始めたところで，卒園していった。

　私たちはこのようなヘルプカードの存在を知ってはいた。しかし，まだ話し言葉の理解がほとんどできない子どもが，まさかヘルプカードを使えるようになるとは思ってもいなかったし，プレイエリアの片隅で，切り抜き絵を前に置いて，他児の遊びをにこにこしながら眺めている，そんな子どもの様子の中に，ヘルプのサインが潜んでいると気づく由もなかった。自閉症の子どもたちは，私たちが思いもかけないところで困っていて，けれどその困っていることを人に伝えられずにいる，あるいは人に助けを求めるという解決方法があることすら知らずにいる，ということを初めて知った事例であった。以来，それぞれの子どもの状況に応じて，ヘルプカードを導入するようになった。

　その中の1人に，家でテレビやタンスの上に上って困るという子どもがいた。彼は同じ実物どうしや，色や形が同じ物どうしを分類することもおぼつかない子どもだったが，当時，数種類の飲み物がカードで選べるようになっていた。その彼に，押入だけは上っていいことにして，そこに上るときに「手伝ってください」のカードを母親に渡して乗せてもらうようにしたところ，その場面での使用が短期間で可能になり，押入以外の高い場所に上るという行動がなくなった。

　この子どもは，母親の努力により，他の場面でもヘルプカードが徐々に使えるようになり，それと平行してかんしゃくも完全に消失した。母親は，「今まで衣服の着脱や，歯磨きを教えるときに，手元を見ない，よそ見ばっかりしていることを，やる気がないからと思っていましたが，本当は困っていた，ということがよくわかりました」と言っておられた。

このように，ヘルプカードを使うことの大切さがわかってくるにつれ，「ノー」の表現を教える必要性も，私たちは感ずるようになった。それで，「手伝ってください」「いやです」などを日常場面で教えにくい子どもには，あえて個別指導で状況を設定し，それらのカードの使い方を教えるようにもなった。

私たちは，このような多くの事例を通して，この子どもにどんな要求があるのだろう，何が好きなのだろう，これはヘルプのサインだろうか，とよく観察するようになった。そして好きと思われるものがあると，それを自発的に表現できるように援助した。また大人との身体を使った交流の楽しさを伝える遊びを教え，それを自発的に要求表現できるように指導したり，表現が出やすい場面を設定したりなどに努めるようになった。すると，子どもたちは，かんしゃくが減ったりなくなったり，というだけではなく，徐々に人なつっこくなった。単に物を要求するだけでなく，人を相手にした遊びを求めるようになり，コミュニケーションの相手も広がっていった。自閉性の重い軽いにかかわらず，足を打って痛ければ，撫でてくれと大人に伝えに来たり，中庭で遊んでいるのはいつの間にか自分ひとり，とはたと気づくと，急いで部屋に入ってきて，担任の膝の上にちょこんと座る，といったできごとが，しばしば起こるようになった。拒否表現も穏やかになり，たとえば「ご飯を食べたらデザートね」ということを，絵と矢印で示してあげると，「駆け引き」めいたやりとりも見られるようになった。

子どもたちの表情がとても穏やかで，生き生きとなっていく様子を見て，私たちは，構造化に支えられた表現性コミュニケーション指導は，自閉症児に人への基本的信頼感を育むものだ，と実感できるようになった。「適切な方法で人に思いを伝えれば，相手がしっかりと受け止めてくれる。人と交わることは楽しい。そして，自分はかけがえのない1人の人間だ。」──子どもにそう感じてもらえるような指導でありたい，と今は思う。

現在，毎日通園では，家庭と密接に連携をとりながら，特にスケジュールの意味を理解し，その自発的活用ができるようになること，自発的に思いを伝えることができるようになること，この2点を最優先の目標として，

指導を行っている。もちろん「ワークシステム」「視覚的な構造化」等の構造化も活用し、子どもたちが期待し楽しみながら参加できる活動（保護者と一緒の外出，簡単なおやつ作り，等々）を，年間計画を立てて行ったり，自分の行った行動が，よい行動としてほめてもらえたり，私にもできるんだという経験（お手伝い等）を積み重ねていけるようなクラス運営を心がけている。

「障害の有無にかかわらず大切といわれる自立心・自尊心を，TEACCHプログラムは，構造化を基礎にしたコミュニケーション指導をとおして，自閉症の子どもたちにも育てることのできる指導システムである」と，私たちは今ようやく，自分たちの言葉として言えるようになったしだいである。

## 2．クラスにおけるコミュニケーション指導

### 1．「受容性コミュニケーション指導」

もともと構造化は，「異なった環境でも自閉症の人達が情報を探せるようになることを教えるためのもの」だが，コミュニケーション指導という観点から捉えると，それは様々な文脈に込められたコミュニケーション情報の意味理解を助けるようにするためのものだと考えられる。この構造化に関し，私たちがこれまでの試行錯誤の中から学んだ事柄について，ここでは触れておきたいと思う。なお，ご参考までに，私たちの指導室（現在

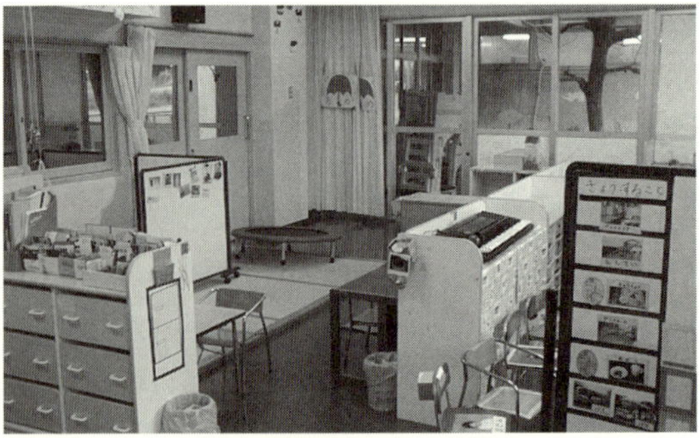

写真1　構造化された指導室

2クラスあるTEACCHクラスのうちの1つ）の物理的構造化を，写真1に示している。

1）自閉症児には，早くから文字やマークに関心をもつ子どもたちがしばしばいる。また文字は，写真や絵より抽象性が高いし，手軽にスケジュールを提示することができる。そのような理由もあって，一定の認知・動作性能力に達したら，スケジュールカードやコミュニケーションカードに文字を書き添え，書き言葉にも話し言葉同様の意味があるということを知らせるようにしている。このような生活場面のカードそのものを文字学習に用いるようになってから，文字に意味があることに早く気づくようになり，文字学習が進めやすくなった。しかし，たとえ文字が理解できるようになったのちでも，わかりやすさという点を第1に考え，文字だけのカードを用いることには慎重な態度をとっている。

2）最初から2コマ以上のスケジュールを提示して何度もつまずいた反省から，入園してきた子どもたちは，知的レベルの高低にかかわらず，全員まず1コマのスケジュールから始めるようになった。活動の終りにトランジションカードを手渡されてトランジションに行き，自分で次の活動を示すカードを取って次の場所に移動する，という手順を何よりもまず確実にしておくことが，スケジュール理解の早道のようである。（スケジュールを確実に理解して行動できるようになった子どもは，トランジションカードが徐々に不要になっていく。）

ただ1コマからていねいにとはいっても，スケジュールは「時間

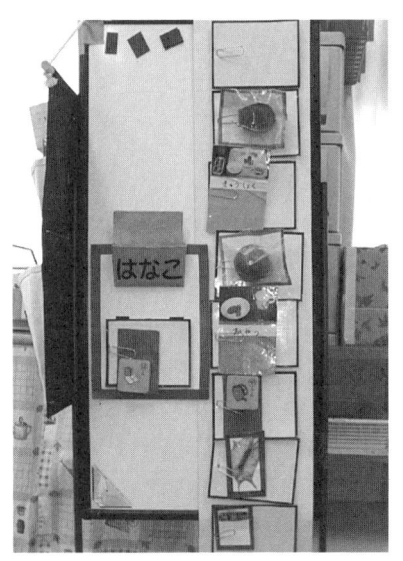

写真2　フル・デイ・スケジュールと1コマスケジュールの組み合わせ

の連続性が理解できない」障害特性を補うためのものなので，たとえまだ介助が部分的に必要な子どもでも，そのための工夫は必要と思われる。たとえば，登園直後から「いつ家に帰って母親に会えるのだろうか」と強く不安がる子どもや，水遊びがいつできるのかわからず混乱するような子どもたちには，写真2のようにスケジュール提示の仕方を工夫している。すなわち，個別のフル・デイ・スケジュールと次の活動を示した1コマのスケジュールを並列して提示する。1コマスケジュールに用いるカードは，1日のスケジュールの中から順番に剥いでもってくる。このような方法で，確実に自発的活用ができるようになるのを待ちながら，徐々に，自分で活用できるコマ数を2コマ3コマと増やし時間には流れがあることを視覚的に伝えていくようにしている。

 3）これまでスムーズにスケジュールを活用していたはずが，ある時から急にスケジュールのスムーズな活用ができなくなるときがある。いろいろな場合が考えられるが，①発達により新しい視軸から物事を眺めることができるようになり，かえってそのことで一時的に混乱が生じた，すなわち発達へのワン・ステップと考えられる現象 ②それまでのスケジュールが，実はスケジュールとしての役割を果たしていなかったことの露呈，すなわち，提示してある複数のカードはメニューにすぎなかったということ ③自発意志の表現 等々である。

 ①②の場合は再構造化を考え，スケジュールのコマ数や掲示の仕方を工夫したり，カードの形態等のレベルを下げて，再び自発的な使用が可能になるようやり直してきた。先述の1コマとフル・デイのスケジュールの組み合わせも，そのような中から生まれたものの1つであり，シンボルや文字カードへの移行が慎重になったのも，同様の理由からである。③については次項で述べる。

## 2.「表現性コミュニケーション指導」

1）カードコミュニケーションについて

 近年，コミュニケーションに障害をもつ人々に対し，補助代替コミュニ

ケーション（AAC）手段として，身振りなどのサインだけでなく，写真や絵やシンボル，あるいはVOCA（Voice Output Communication Aids）などの音声補助装置が広く用いられるようになってきており，これらは，発達障害児の言語理解や表出を促すためにも用いられている。AACの観点から，自閉症児にも同様の工夫が必要だと感じてはいたが，前述の先生に指摘され，実践するまで，ひよこ園のまだ話し言葉の理解のない子どもに対し，実物や写真・絵カードを，ここまで積極的に用いて伝達手段を獲得させる必要があるとは考えていなかった。

　今思えば，実物や写真・絵カードは，伝えたい事柄を自ら視覚的にモニターでき，また伝えるための動作が簡単で，さらに相手に伝わるまで消失してしまうことがないため，自分の当初の意図を保ち続けることが容易という利点をもつ。その分，伝えようとしている「相手」に意識を向けることができ，コミュニケーションの双方向性，ひいてはコミュニケーションの意味そのものの理解を助けているかもしれない。

　クラス指導でカードコミュニケーションを身につけた子どもたちが，個別の言語指導場面で身振りや文字，音声等の伝達手段を新しく学習すると，驚いたことに，日常のコミュニケーション場面でもそれをスムーズに使用するようになった。しかも自分の思いがすぐに伝わらなくても，伝わるまでかんしゃくを起こさず，自分のもっている伝達手段を駆使して，あの手この手で伝えるようになった。言葉で言って伝わらないと，紙と鉛筆を持ってきて，母親に缶ジュースらしき絵と，文字のつもりの丸をいくつか書いて，わかってもらおうとする，そんな類のエピソードに，よく出会うようになった。話し言葉をもたない自閉症児の場合も同様で，カードだけでなく，視線や発声，指さし，身振り，時には表情など，複数の伝達手段の有効性に気づくようになり，様々な手段を使って伝達の確認をするようになってきた。このように，＜楽しい＞情動体験とともに，カードを＜楽しく＞使うことを覚えた子どもたちは，一人ひとりの力に応じた形で，＜勝手に＞，人とのコミュニケーションを求めるようになった，という印象である。

　それまで筆者は，カードを用いた要求行動から，いかにして叙述や報告

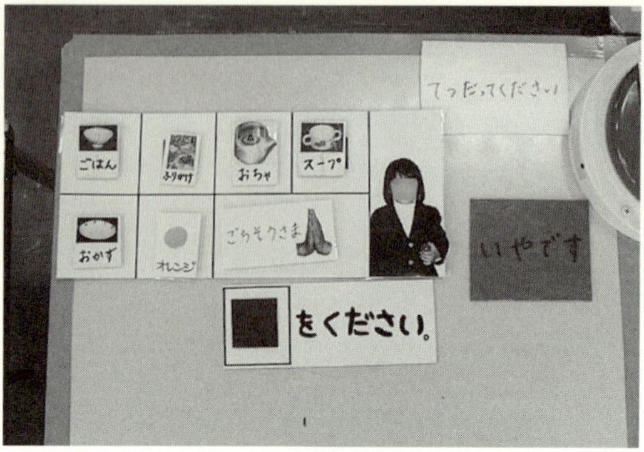

写真3 食事場面のコミュニケーションカードの例
右上に「センセイ」と録音したVOCAの一部が写っている。

などの情報伝達機能を引き出していけばよいのか,思案していた。しかし話し言葉の有無にかかわらず,それらの機能が子どもたちに自然に芽生えていくのを見て,相手との「交流」を求める子どもの情動が,確かな伝達手段に支えられる形で「人」に向けられ,その相手からの確かな「手応え」を感じ取れたとき,自ずとそれらは出現し始めるのではないか,と考えるようになったしだいである。

以後私たちは,入園してきた子どもたちには,話し言葉の有無にかかわらず,まず実物やカード等による伝達手段がクラスや家庭で使えるように指導し,それと平行しながら,他の表現手段の指導を併せて行っている(写真3)。

2)VOCAの活用について

数年前から用いられるようになってきた,肉声を録音できるVOCAを,当園でも個別指導やクラス指導で用いて,その活用の仕方を模索している。今クラス指導では,一音声のVOCA(ビッグマック,Able Net社)を,食事・おやつのエリアと,プレイエリア,部屋のトイレの前などにおいて,子どもからの自発発信のきっかけ作りに用いている。

プレイエリアには2～3個,一音声VOCAをおいて,「一本橋して」とか「飛行機ブーンして」などの音声をひとつずつ録音し,「直接的・情動

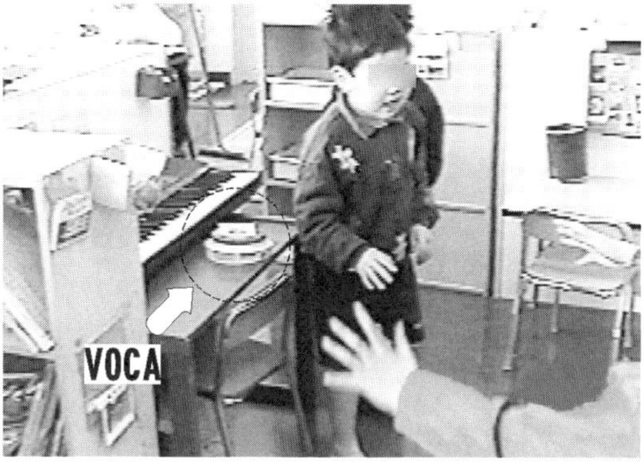

写真4　VOCAを媒介にした交流遊び

的交流遊び」(伊藤英夫，1992)の誘いかけが，子どもの側からできるようになっている。コミュニケーション指導が進んでくると，子どもたちはこのような遊びをとても喜び，＜繰り返し＞要求するようになる（写真4）。VOCAを用いたこれらの遊びは，子どもが腰に携帯している＜あそんで＞カードを使用する動機を高める側面ももっているようである。

　また食事・おやつ・遊びの種々の要求カードを，大人に気づいてもらうまで黙って差し出したままでいる子どもがいる。このような例に対しては，「先生」と録音したVOCAを用いて，注意喚起機能の形成をはかっている。話し言葉のある子どもは，文字を使わなくても，VOCAの使用をきっかけに，少しの援助で言葉での注意喚起の仕方を学習することが多いが，話し言葉のない子どもではなかなかむずかしい。事例を通して学んだことだが，食事やおやつ場面でのパターン的なVOCAの使用と平行して，遊びの場面で，自分の方からVOCAを使って，大人との身体を使った交流遊びの要求を切り出すことができるように指導すると，注意喚起の機能の便利さに気づいていくようである。そうすると，VOCAがないところでも注意喚起ができるようにと，相手を「トントン」と叩く注意喚起の身振りを教えても，その意味をスムーズに理解し，その機能を使いこなせるようになるようである。

## まとめ

　ともすればTEACCHは，子どもを操作的に扱っているという誤解を受けたり，あるいは逆に，子どもがこちらの思惑に沿って動いてくれるようになる便利な道具だと＜重宝がられ＞たりもする。しかしそれは，構造化により，コミュニケーションの「受信」の部分がとりあえず保証され，指示理解がよくなった側面をとらえての判断のように思われる。裏を返せば，彼らは決してわがままな存在などではなく，状況が正しく呑み込めると，ちゃんと行動してくれる普通の人たちだということであろう。

　「TEACCHは，コミュニケーション指導が大事らしい」と，当初より聞いてはいたが，今振り返ると，初めの頃は私たちの中にも，TEACCHイコール構造化というイメージがあった。長い時間を要したが，私たちは，自閉症の人たちが私たち同様，ああしたい，こうしたい，人と交流したいという願いをもっているが，それを伝える手段をもてずにいる，ということを知った。そのようなことが原因で，多くの「問題行動」が生じていることも学んだ。私たちは，怒っている子どもたちを目にすると，「これは状況が理解できないからだろうか，それとも，表現の方法が未熟なためだろうか」と常に背景を考え，対策をとろうとするようになった。今振り返れば，私たちのTEACCH理解の過程は，とりもなおさず自閉症の特性の理解の過程でもあったように思う。

　最後に，今年3月ひよこ園を卒園していった光平君のお母様が，在園中，ひよこ園での研修会のおりに寄せてくださった文章をご紹介し，本章の締めくくりとさせていただきたい。

　　2歳5カ月で自閉性障害と診断され，この子にプラスになることでできることはどんなことでもしてあげたいと，藁をもつかむ思いで過ごしてきました。色々なところにご指導を仰ぎ，毎日彼と長い散歩や山歩きをしたり，個別課題を1日1〜2時間取り組んだり，2歳10カ月から統合保育をして下さる保育園にもお世話になりました。これらはすべて彼が健常児に近づくこと，普通の子になること

がこの子の幸せなのだと信じていたからです。2～3歳の頃はめだって奇妙な行動も少なく，一見普通の男の子に見えていたので，親の欲目で彼の発達の凹凸の出っぱっている部分だけ見て過大評価し，いつか急によくなるかもしれない，と心の隅で思っていたのかもしれません。

　3歳になった頃から，縁あってひよこ園に母子通園させて頂き，TEACCHプログラムを取り入れた指導をして頂きました。それでもまだ毎日通園に踏み切れなかったのは，結局健常児と共に育ち合うという理想を求めていたからだろうと，今になって思います。確かにお友達や先生にも恵まれ，大切にされ，生活習慣や偏食指導などにも力を注いで下さり，暖かい環境で過ごさせて頂きました。しかし2週間に1度ひよこ園で指導を受け，TEACCHプログラムのことを少しずつ知るにつれ，彼自身，取り巻く環境の意味を理解できないので，絶えず誰かに指示され，手を引かれ，お世話されることが果たして幸せなことなのだろうか，と考え始めました。足の不自由な方の車イス，目の不自由な方のメガネと同様，自閉症の人たちにとって車イスやメガネであるのがTEACCHであり，この個別の手だてを用意してあげれば自分で考えて行動することができる，と教えて頂きました。

　その頃は，母にべったりで後追いがひどく，言葉を理解できない彼にとって，彼が次に起きることを予測する唯一の手がかりが，この母だったのです。ですから母と離されることがたった1つのパニックでした。

　この子にもメガネを用意してあげようと強く思い，年中（4歳）から毎日通園を始めました。新居浜から電車に乗っての通園で，体力的にはきつかったのですが，驚きの連続でした。気がつくと先生方がさあっと親の立場におりてきて，お話しして下さっていました。「今一番困っていることは何ですか」と始まる会話は，先生という立場ではなく，同じ目標に向かって歩んで下さる同志のような感じさえします。そして子ども達への観察力の鋭さ，親が問題と思ってないことが大きな問題の始まりだったり，SOSだったりと，いつも抜群のアイディアと細やかな配慮で，子どものメガネの度を調節してくれる専門家です。

　毎日先生と家庭との連絡ノートで，具体的なアドバイスを頂きながらTEACCHの哲学に触れていくうちに，私が入園前に考えていた薄っぺらなTEACCHではなく，いかに深遠なものであるのか，実践の中から感じ取らせて頂きました。自閉症の人達には，彼らの文化があり，独特の物の見え方，感じ方があることを理解してあげましょう。彼らを普通の人，私たちの世界に近づけることが目標ではなく，それを否定しなくてもそのままでいられることを保証しつつ，こちらの社会に適応するために必要なことを教えていけること，目から鱗でした。普通の子になるためにがんばろう，がんばりますと思ってやってきたのではなかったか。彼の人生が，本当に彼自身で選んでいける自立した人生となるように教育していこう，と心から思いました。他人から言われてするのではなく，自ら考えて自分のことは自分で決めることができることが，自立への第一歩だと教えて頂きました。おやつの時好きな方を選び，自分の服を選ぶことが自立へとつながっていくのです。がんばってもどうしてもできないことは，他人に助けを求める方法を知っ

ていればいい。自分のことは自分で決め，誇りをもって人生を歩んでいって欲しい，と考えるようになりました。

　もちろん幼児ですので，認知面でのボトムアップをはかるような個別指導も，彼にとって容易な視覚的なアプローチを多く入れて進めてくださり，家でも同じように取り組みました。でも以前のように，なにがなんでもと長時間させることはなくなりました。何のためにしているのかが，親自身，＜腑に落ちた＞からです。

　次に何をするのかというスケジュール提示も，園と同じように連携を取りながら進め，問題が起きるたびにミーティングをもって下さり，クラス全員の先生から細やかなアドバイスを受けました。今では写真と文字のスケジュールを見れば，見通しをもって行動できることが多くなりました。ちょっとした場所の仕切りや目印などの手だてで，ずいぶん1人でできることが増えたと，感謝しています。

　コミュニケーションについては，紙面では語りつくせないほど，いろんなことを学ばせて頂きました。自閉症は認知障害と考えられ，種々のアプローチがなされていますが，彼を育てていてそれ以上に深刻な問題が，コミュニケーション力のなさではないかと感じさせられます。どんな人にもあたりまえに備わっている，根本的な人と関わりたいという欲求も希薄で，その方法も知らないのです。愛情を注いでいるだけでも，多勢の子どもの中にいるだけでも，知的な教育をするだけでも難しいものがあるように思います。

　でも，この基本的な力がなければ，目に見える形で，子どもたちがわかるやり方で示していくことを教わりました。要求が少ないわが子も，先生方の愛情と視覚的な手だて，構造化された環境での練習の積み重ねで，少しずつ少しずつ，人とかかわることが楽しいんだ，便利なんだと感じ始めているようです。人なつっこく，子どもらしくなりました。母にべったりで，父にさえ心を開きにくく，オモチャを並べたり，ヒラヒラするものを振ったり，ビデオを見たり，と自分の世界に浸ることが多い子ですが，今では自分を好きでいてくれる人には，カードや言葉で遊びを要求し，父や兄弟とも，野球ごっこやボウリングごっこ，追いかけっこなどして遊んでもらっています。大好きな先生に誉めてほしい，拍手してほしい，と動作で促した時には本当にびっくりしました。他人が，自分のことをどう思おうと関係なかったのに，成長したな，としみじみ思いました。

　お手伝い活動も，スケジュールで示すとがんばってしてくれています。自分勝手なわがままな子と誤解されることが多い子どもたちですが，本当は自分が，周りから何を期待されているのか理解できないからしようとしないだけで，その子にわかるような手だてを示してあげれば，とても素直に手伝ってくれます。カーテンの開閉，食事の時のお箸配り，自分のパジャマとパンツを洗濯機で洗って干して，取りこみ，たたんでしまうことまで，援助を受けながらですが，できるようになりました。

　この舟は漕ぎだしたばかりで，どんなことが待ち受けているのかわかりませんが，私たちはTEACCHプログラムという羅針盤を手に入れました。親としてはもちろん，その目的地がすばらしい所であることを祈りますが，それ以上に，そ

の途中の過程こそがとても大切で，彼を育て，私の心を豊かにしてくれ，学びとなるものです。彼が巡り合わせてくれた，ひよこ園の先生，保護者の方々との出会いに，心より感謝しています。

光平の母　1997.11.5

参考文献
1) 桑原綾子・矢野恵子（1998）幼児通園施設におけるTEACCHプログラムを導入した療育について（1）日本特殊教育学会　第36回大会発表論文集　240-241
2) 小寺富子・倉井成子・里村愛子・田中真理・佐竹恒夫（1987）言語発達遅滞検査法＜試案2＞マニュアル　日本音声言語医学会言語発達遅滞検査法作成委員会　＜試案2＞は1991年に「国リハ式言語発達遅滞検査」と改名された。
3) 佐々木正美（1993）自閉症療育ハンドブック　学習研究社
4) 佐竹恒夫・小寺富子・倉井成子・外山浩美・那須道子（1991）国リハ式記号形式－指示内容関係に基づく＜S-S法＞言語発達遅滞訓練マニュアル　言語発達遅滞研究会
5) 中村智子・松原祐子・石田明美・笠井信一郎（1996）自閉的傾向のある子どもに対するVOCAを用いた命令遊びを通しての一考察　言語聴覚療法　Vol.12　1；78-79
6) 野村東助・伊藤英夫・伊藤良子編（1992）自閉症児の言語指導　「講座　言語障害児の診断と指導」Vol,5　学苑社
7) 服巻智子（1994）「豊かなコミュニケーションをめざして」〜TEACCHのコミュニケーションプログラムを活用した，自閉症児を中心とするコミュニケーション障害児への取り組み　養護学校の教育と展望　No,93
8) 藤岡紀子・桑原綾子（1997）通園施設における個別言語訓練とクラス指導〜自閉症児に＜S-S法＞とTEACCHプログラムを適用して　言語発達遅滞研究　Vol.3；119-130
9) 藤岡紀子（1998）注意喚起に関するVOCAの適用〜TEACCHのコミュニケーション指導を背景にして　第24回日本聴能言語学会学術講演会　予稿集　113
10) 若林慎一郎・西村辨作（1988）自閉症児の言語治療　岩崎学術出版社
11) L・R・ワトソン／C・ロード／B・シェーファー／E・ショプラー（1995）自閉症のコミュニケーション指導法　岩崎学術出版社

# 第5章　学校教育プログラム
## ——特殊学級での取り組みをとおして

浅井　郁子

### はじめに

　特殊学級は，地域の小学校，中学校内に設置された学級である。学級種別としては，情緒障害，知的障害，肢体不自由，病弱・身体虚弱，等々が設置されているが，少人数のため障害種ごとに学級認可されることが難しい場合があり，多様な障害の児童生徒によって学級編成されている場合が珍しくない。また，年齢差，認知発達レベルの差の大きい学級も多い。このように特殊学級は，多様なニーズを抱えているのが現状である。

　多様なニーズの中でも指導の困難さが訴えられ，指導効果の性急さが要求されるのは，自閉症児への対応である場合が少なくない。それは，一般学校という多様な集団の中で自閉症児が混乱状態に追い込まれていき，人格へのダメージさえ顧みなければならなくなるからである。

　この章では，上記のような状況のなかで，指導に行き詰まり，著しい行動障害を伴っていた自閉症児（本文対象児）への対応を，TEACCHプログラムの実践，特に「構造化された教育」に学び，取り組むことによって，対象児の適応能力が高まり，通常の学級での学習場面（交流教育の場面），学校行事へも安定して自律的に参加できるようなり，家庭での生活も安定した事例を報告する。その中から日本の特殊学級の現場で「TEACHプログラムから何を学び，どのように実践できるのか」の第一歩を考察し，自閉症児への指導を考える手だてとしたい。

## 1．指導までの手順

1）評価◎formalな評価
　　　　　◎informalな評価・学校生活，家庭生活での行動記録
　　　　　　　　　　　　　・嗜好調査
　　　　　　　　　　　　　・保護者の希望　等
2）評価をもとに◎個別課題の作成
　　　　　　　　◎必要な配慮チェック（構造化のチェック）

## 2．「構造化された教育」とは

### 1．構造化の目的

　自閉症児は，意味，概念，表象，認知などの機能に障害があり，人とのコミュニケーションや，物事の意味を理解したり関連性を見いだしたりすることが苦手である。そのため状況を理解できず混乱し不安を感じていることが多い。そのような自閉症児に対して，本人の特性（能力）を活用して，状況理解を支援することが構造化の目的である。「構造化する」ことを「自閉症児のために翻訳機を用意する」とか，「自閉症児のためのメガネを用意する」とたとえられるゆえんである。

　日本の教育現場では，一人ひとりが状況判断できるよう「構造化＝配慮する＝わかりやすくする」という文言の方が受け入れやすいかもしれないと，常々思っている。

### 2．何を構造化するのか──自閉症児に必要な6つの情報

　われわれは常に，以下のような情報を整理しながら活動している。いずれかが欠けると安心して活動することが難しい。同じように自閉症児に対しても以下6つの情報を同時に一人ひとりの特性（能力）に即して，伝わりにくいところをわかりやすく（構造化として）伝えることが大切である

① 「どこでするのか」
② 「いつするのか」
③ 「何をするのか」
④ 「どのようにするのか」
⑤ 「いつまでするのか，どれだけするのか」
⑥ 「終わったら次にどのようなことがあるのか」

## 3．事例報告

### 1．対象児について

対象児に対して，5年時より「構造化された指導」を導入する。
特殊学級在籍の男子（現在養護学校中学部3年）。療育手帳A判定。
CARSによれば合計点41点で重度自閉症と評定される。

1）対象児（以下，本児）の概要
胎生期〜1歳まで，特に問題なし。
1.5歳，ほほえみ，言葉消失。
2歳〜就学前通所施設に通園，異常な多動等行動障害多い。
5歳〜市立幼稚園に入園。本児に対して専任教諭付き。多動，自傷，他傷が激しい。攻撃的。変化に対してパニックを起こす。固執著しい。感覚（風，音，光の刺激）異常。

2）現在の問題点
特定の人物への愛着行動が増え，集団参加，認知面での成長が見られるが，自分から積極的に課題に働きかけていくことや援助者なしでの集団参加はできていない。また，しだいに指示待ち傾向も見られるようになってきている。時として起こるパニックも回避できる方法がない。

3）対応策
これらの問題点は，慢性的な情報不足による対象児の不安な状況を表していると考えられる。したがって対応策として，TEACCHの実践から構造化された指導を学び，本児に適した情報を提供し，自律的な活動を促す

第5章　学校教育プログラム　95

[就学時より5年時までの指導経過]

| 時期 | 主となる指導形態 | 集団参加の様子 | 変化に対して | コミュニケーション・認知発達 |
|---|---|---|---|---|
| 1年 1学期 | アセスメント中心 個別指導中心 | まったく参加しない。集団から逃避する | 強く拒否（パニック状態） | 拒否が強いため発達テスト不可能。指さしあり（ジョイントアテンションなし）特定の要求時のみ2語文（アッイク等）「イタイ」「チョーダイ」等，相手に訴える表現はしない。 |
| 1年 1学期 後半～ | 担任1名がキーパーソンになる。個別指導＞集団指導（＞＝指導時間の割合を示す） | 参加が極めて難しいが，朝礼，体育の整列は，介助つきで参加できるようになる | 強く拒否（パニック状態） | 指差しあり（特定の人物にだけジョイントアテンションあり）特定の要求時のみ3語文。1～10の数唱可能 |
| 2年 | キーパーソンが進めていくルーティンに沿った学習活動，決まったコーナーを利用した学習，遊び。個別指導＞課題別グループ指導＞集団指導 | 初めての場面では，抵抗あり（独語が非常に増え，他傷がみられる）朝礼等日々の活動に介助つきで，落ち着いて参加。 | 強く拒否（大きなパニックは減る） | 「マル」「ペケ」「オコッテル」教師に問いかけることで自分の状況を判断する。1～100までの数唱可能。5の概念獲得。ひらがなの大半が書けて読める。スケジュールを絶えず気にする新版K式，3領域，2.6歳 |
| 3年 | キーパーソンの交替。ルーティンに沿った学習活動，決まったコーナーを利用した学習，遊び。個別指導＞課題別グループ指導＝集団指導 | 集団の中にいることには，抵抗が少なくなるがともに活動することは難しい。指示待ち。 | 強く拒否（大声をだす，イライラすると他傷，自傷あり）ただし，立ち直りが早い。 | ひらがなをほぼ獲得簡単な質問(誰?何を食べる?等)に答えることがある。特定の友だちを意識する。新版K式，3領域，3.4歳 |
| 4年 | 教師への関わり増える。通常の時間割りに沿った学習活動。決まったコーナーを利用した遊び。 | 集団の中にいることへの抵抗が，少なくなる。共に活動できることは少ない（特に，机上学習場面）。指示待ち。 | 拒否的（イライラすると他傷，自傷，奇声が出る）状況が理解できるとすぐに立ち直る。 | パターン化しているが，短い文章をひとりで書く。時計の針のマッチング可能。ひらかな獲得。特定の本を見ることを好む。会話に代名詞の転倒あり，助詞なし新版K式，3領域，3.8歳 |

ように試みることとした。

　4）評価(5年生4月現在)
（1）formalな評価

新版K式発達検査の結果は，以下のとおりである。

新版K式

|  | 姿勢・運動 | 認知・適応 | 言語・社会 | 三領域 |
|---|---|---|---|---|
| 発達年齢 | (94) | 4歳2カ月 | 3歳9カ月 | 4歳 |
| 発達指数 |  | 39 | 35 | 38 |

　　（特徴）　復唱，了解，比較等の言語性の質問には答えられない。模写，模倣，弁別等，図を媒介とする動作性の質問には，よく答えられる。

（2）informalな評価

　●**言葉・かず**　ひらがな，カタカナの簡単な読み書きができる。「きれい」「うれしい」「かわいい」等，形容詞の意味理解が難しい。「〜して〜する」等，2つ以上の指示理解が難しい。10までの概念獲得。時計の針マッチング可能。

　●**集団参加・変化に対して**　前記の表，4年当時とあまり変化なし。ただし，パニックの形態が変化し，放尿，鼻血を出す，ごみ箱をひっくり返す等，騒動が大きくなる行動をとる。

　●**あそび**　写真や本（アニメ，料理）を見る。カセットで歌を聞く。玩具を並べる。戸外の様子を観察する。

　●**その他**　人の顔を覚えることが苦手。外食ができない。「もう，おわり」を口癖のように言う。決められた係り活動を忘れずやり遂げる。

　●**保護者の希望・将来への展望**　落ち着いてほしいこと。人に危害を加えることがなくなること。なんらかの職業に就けるような態度が身につくこと。できるだけひとりで生活していける技能が身につくこと。

## 2．個別課題（年間重点目標）の設定

| 学　校　生　活 | 地　域・家　庭　生　活 |
|---|---|
| ①ひとりで教室の拭き掃除をする。→校内清掃時にパニックを起こさず自分の活動をする。 | ①お手伝いで食卓等を拭く。 |
| ②ひとりでスーパーや近くのファーストフード店で買物をする。 | ②お手伝いで近くのスーパーに買い物にいく。外食をする。 |
| ③ひとりでホットプレートを用いて調理する。→通常の学級の家庭科の調理やミシン裁縫実習に参加する。 | ③焼きそば等を家族と共に作る。 |
| ④１時間自習をする。→通常の学級の自習に参加。 | ④ひとりで宿題をする。 |
| ⑤日常生活場面で簡単な質問に答える。 | ⑤学校での活動を毎日，筆談と言語を交えて家族に伝える。 |
| ⑥通常の学級の宿泊学習に落ち着いて参加し，自律的な行動をとる。 | |

## 3．構造化された指導の展開

1）評価（表1）をもとに対象児の特性に合わせて環境を構造化する。

a）活動の目的（「どこで何をするか」）を混乱なく伝えるための構造化

・特殊学級内での活動の場と活動目的を図1のように1対1対応させる。

・物・人・音・光，刺激を少なくし，集中できる環境を設定するため透明ガラス部分だけにカーテンをつける。

b）スケジュールや課題内容（「いつ」「何を，どれだけ」），「おわり」を伝えるための構造化。

・本児に合わせたスケジュール表を作成し，文字で1時間ごとの活動内容を登校時に記入（表2）

・休み時間の「遊び」の選択（遊びメニューより）およびスケジュール表への記入

・実物アナログ時計と模型時計のマッチングによる終了の予告と確認（写真1）

・終了を予知するタイマーの使用。

c）学習，作業の方法（「何をする」「どのようにする」）を知らせるための構造化

表1　構造化のアイデア立案のための評価結果のまとめ

児童名：
記入者：　　　　　　　　　記入年月日 H6年4月　日

| 認知理解レベル | ○ | △ | × |
|---|---|---|---|
| 物の用途の理解 | ○ | | |
| 形の弁別（型はめ式） | ○ | | |
| 色マッチング | ○ | | |
| 文字マッチング | ○ | | |
| 絵と絵のマッチング | ○ | | |
| 指さしを理解する | | △ | |
| 簡単な身振り（ちょうだい，バイバイ，おいで，など）を理解する | | △ | |
| 物・人をあらわした絵・写真から意味を読み取る | | △ | |
| 動作・活動を表した絵・写真から意味を読み取る | | △ | |
| 簡単な言語指示に従う（単語レベルの理解） | ○ | | |
| 言語指示に従う（簡単な文章レベルの理解） | △ → ○ | | |
| 2～3段階の言語指示に従う | | | × |
| 書かれた単語を読んで理解する | △ → ○ | | |
| 書かれた指示（2～3語文）を理解する | △ → ○ | | |
| 書かれた指示（より複雑な文章）を理解する | | | × |
| ワークエリア・プレイエリアの理解 | ○ | | |
| スケジュールを読み取る | △ → ○ | | |
| 時計（アナログ）を読む | △ → ○ | | |
| 時計（デジタル）を読む | | △ | |
| カレンダーを読む | ○ | | |
| 課題の終了を理解する | ○ | | |
| 「まず～，それから～」という2つの事柄の順序性の理解 | | | × |
| 上から下への順序性を理解する | ○ | | |
| 左から右への順序性を理解する | ○ | | |
| 順序数(1番目，2番目～)を理解する | ○ | | |

| 行動特性 | 軽，中，重 |
|---|---|
| 視覚刺激に対する過敏さ | 重 |
| 聴覚刺激に対する過敏さ | 中 |
| 触覚刺激に対する興味 | 重 → 中 |
| 環境に対する反応 | 重 → 中 |
| 用具や課題(作業)材料に対する反応 | 重 → 中 |
| 新しい課題(作業)があたえられたときの行動 | 重 → 中 |
| 注意の集中時間 | 中 |
| 中断に対する耐性 | 中 |
| ごほうびに動機づけられるか | 軽 |
| ほめられることに動機づけられるか | 中 |
| 達成すること自体（内的動機づけ）に動機づけられるか | 中 |

○＝一人でできる。△＝指示があればできる。できかけている。

## 第5章　学校教育プログラム

- 写真で知らせる（写真2）
- 実物をならべて知らせる（写真3）
- 線画と文字で知らせる（図2）

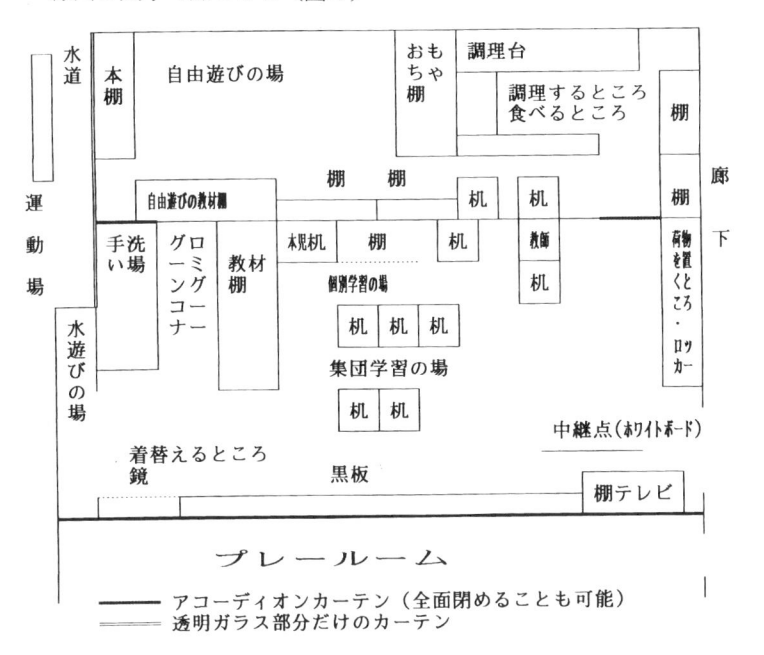

図1　構造化した教室の見取り図

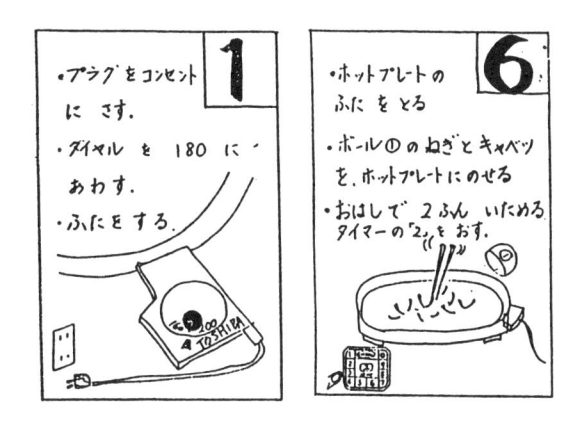

図2　線画と文字で調理方法の手順を知らせる

表2　本児が自分で書いたスケジュール表

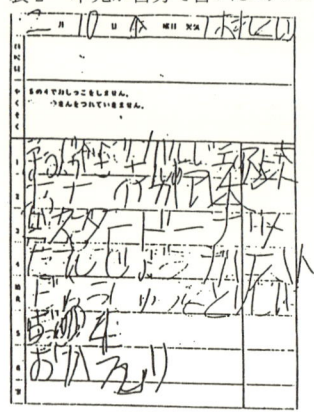

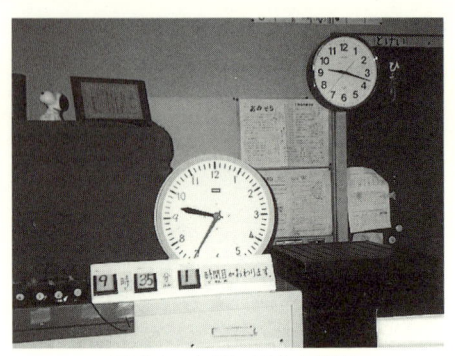

写真1　終了の予告と確認

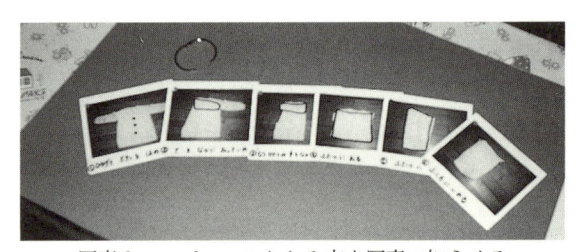

写真2　エプロンのたたみ方を写真で知らせる

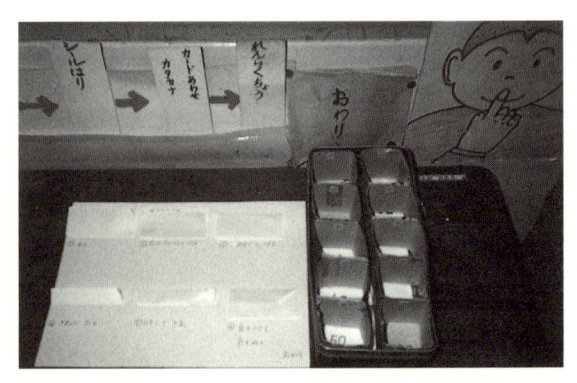

写真3　折り紙でこいのぼりを作る方法を実物をならべて知らせる

・順序数（1．2．～）にしたがって活動が組み立てられ「おわり」で終ることを知らせる

　・活動の手順を数枚の写真やカードで示しそれらを１つのリングにまとめて取り組み内容・方法を知らせる。

2）重点目標の指導

**指導例1**　「1人で教室の拭き掃除をする。→校内清掃時にパニックを起こさず自分の活動をする。」

　a）活動内容１　　1人で廊下の靴箱や窓の桟を拭く

| 指　導　方　法 | 本児の様子・問題点・小考察 |
|---|---|
| （構造化した点）<br>1.下にバケツの置き位置を決め，黄色のビニールテープで印をつける<br>2.雑巾を洗わなければならない場所を決め黄色のビニールテープで印をつける<br>3.雑巾の洗い方，絞り方を文字と数字を使って示す。(図3)<br>4.雑巾を干す場所を決め，赤のビニールテープで印をつける。<br>5.終了時「きれいにできた」と，評価する。<br><br>Step1　担当者が見本を示す。(初回のみ)<br>Step2　担当者が本児の背後で，軽く体に触れて，簡単な言葉かけをし，次の活動への示唆を与える。(1週間)<br>Step3　本児ひとりで取り組む。(2ヵ月)<br>Step4　テープをはずして取り組む。(2ヵ月) | （取り組み前）バケツを持ってウロウロする。「ここにおいて」と，指示しても「ココ，ココ」と，繰り返し，指示されていることが理解できていない。雑巾は，水がしたたるような絞り方をし，それを注意するとイライラして怒りだす。パニックをすぐに起こす。雑巾が汚れたら洗うことは，全くわかっていない。<br><br>(Step1)担当者のしていることをイライラせずに見ることができる。<br>(Step2)自分で，「ココニバケツオク」と，エコラリアしながら，意欲的に取り組む。<br>(Step3)初回は「Aセンセ」と，繰り返し呼び，指示を求めようとするが「１人でしよう」と言葉かけをし，そばから離れると，１人で取り組み始める。2回目からは「ヒトリデスル」と，確認しながら取り組む。(担当者はそばから離れている)<br>(Step4)テープがなくなっても同様に，全く混乱なく取り組む。 |

（小考察・問題点）・印や数字，文字で活動内容をわかりやすく教示することにより，積極的に活動できるようになり，活動量がふえたことは明らかである。これらのことにより，取り組み前の掃除時の混乱は活動内容の理解ができていないことに原因があったと考えられる。バケツは，どのような場合でも置き場所に迷うことがなくなった。

　・テープがなくなっても活動がとまることがなかったことから，本児もこれらのことは活動を理解するための糸口として受け入れているように思

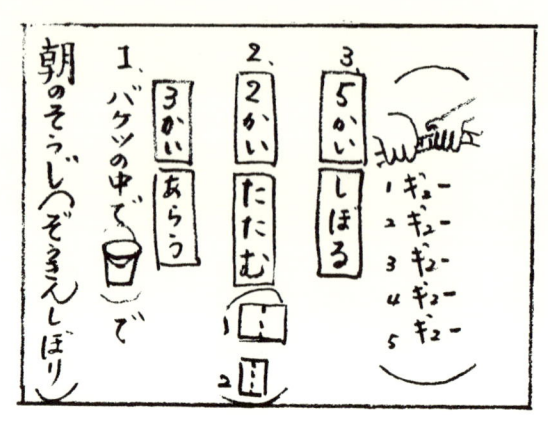

図3　ぞうきんの洗い方，絞り方を示したカード
　　　（蛇口の上の窓にはりつける）

b）活動内容2　　1人で教室の机を拭く

| 指導方法 | 本児の様子・問題点・小考察 |
|---|---|
| （構造化した点）<br>1．活動内容1と，同様の方法で，ぞうきんの洗い方，絞り方，干し方を示す。<br>2．教室の机すべてに直径2cmの番号シールをはる。（①，②……）<br>3．番号シール1，3，5……奇数番号の机が拭きおわったらぞうきんを裏返し，2，4，6……偶数番号の机が拭き終わったらぞうきんを洗うことを知らせる。<br>4．机の両端に直径1cmのシールをはり，ぞうきんの移動の仕方を知らせる。<br>5．終了後「きれいにできた」と，評価する。<br><br>Step 1　担当者が見本を示す。（初回のみ）<br>Step 2　担当者が本児の背後で，軽く体に触れて，簡単な言葉かけをし，次の活動への示唆を与える。（1週間）<br>Step 3　本児ひとりで取り組む。<br>Step 4　両端のシールをとる。<br>Step 5　机の番号シールをとる。<br>Step 6　きれいに仕上げてない場合は，やり直す。 | （取り組み前）机を一重丸を描くように拭く。机ひとつひとつを指さし「次，これ」と指示されないと取り組めない。<br><br>（Step 1）担当者のすることをよく見ている。<br>（Step 2）ほとんど介助することなくシールの意味がわかって取り組む。<br>（Step 3）「2アラウ」と，独り言を言い，自分で確認しながら取り組む<br>（Step 4, 5）シールがなくなったことに気付かず，積極的に取り組む。<br>（Step 6）作業がすべて終了した時点で，「もう一度ここを拭いて」「ここ汚いよ」と，言われるとはじめは，かなりイライラした様子を見せる。しかし「これをしたら終わり」「これできれい」と，見通しと，評価を与えることでパニックを起こすようなことは避けられる。 |

われた。ただし、ぞうきんの汚れがわかることは、相当難しく、今後も数字を用いて、洗い方絞り方を示していくのが適当な指導法と思われた。

（問題点・小考察）
・活動内容1で、要領が理解できていたのでスムーズに取り組めた
・慣れてくるに従い、ぞうきんの絞り方が、雑になってくるので、点検と評価が必要であった。
・Step6で、「やり直し」をはじめて伝えたので、本児の活動見通しを混乱させた。点検と評価は、初期の段階から取り入れ、「やり直し」と「○」の違いをトークン等を用いて言葉以外の方法で明確に示す必要があった。

c）活動内容3　1人で教室の黒板、カガミを拭く

| 指　導　方　法 | 本児の様子・問題点・小考察 |
|---|---|
| （構造化した点）<br>1. 学習内容1と、同様の方法で、ぞうきんの洗い方絞り方、干し方を示す。<br>2. 黒板やカガミの上下に直径1cmのシールをはり、ぞうきんの移動の仕方を示す。<br>3. ぞうきんを洗わなければならない場所に直径2cmのシールをはる。<br>4. カガミを拭く場合は、教師がクリーナーをまんべんなく吹きつける。<br>5. シールを用いてきれいにできたことを評価する。<br>Step1　担当者が見本を示す。(初回のみ)<br>Step2　本児ひとりで取り組む。<br>Step3　シールをとる。 | (取り組み前)黒板やガラスを拭くことに取り組んだことがなかった。促すと一部分だけ丸く拭く。<br>(Step1)学習内容をすぐに理解している様子である。<br>(Step2)全く介助することなく取り組む。次第にガラスクリーナーも本児が自分で吹きつけるようになる。「やり直し」の意味は、理解できてきた。注意されてイライラした様子を見せる場面が減った。<br>(Step3)黒板は、拭いた所とそうでない所を色で区別できるようになったが、雑巾を洗うところは、依然シールが必要である。ガラスは、クリーナーをとることに注意がいきやすいため、全体を拭くためには、シールが必要である |

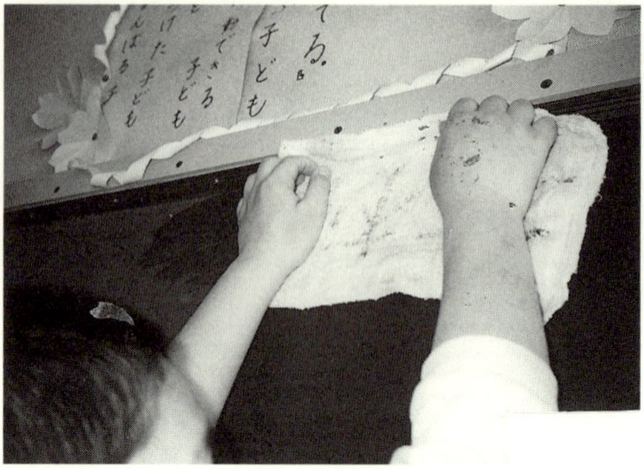

写真4　黒板を拭く

(問題点・小考察)
- 活動内容2よりスムーズに取り組めた。
- ガラス等大きくてしかも拭いたあとの分かりにくいものは，長期にわたって，シールでの配慮が必要である。
- 本児に適した構造化を行うことで活動内容を変化させても動揺が少なく，すぐに取り組むことができ，掃除の技術を高めていくことができた。
- トークンを用いて評価することにより「やり直し」を少しずつ受け入れられるようになってきた。

【般化】　(9/13連絡帳より)家でも自分が食事をするとき必ずフキン(台フキン)を　水でぬらし，「1，2，3，4，5」といって絞り，それからふいています。
(交流学習の場より)給食後の一斉清掃時周囲の児童に本児の仕事内容を説明し，役割分担を決めておくとパニックを起こさず自分の役割をはたし，他児にも「きれいにできている」と認められた。
【今後の取り組み】　同様の配慮でほうきや掃除機を用いての掃除も可能な取り組みである。「きれいにする」「いっしょにする」といった社会性が要求され，本児には取り組みが難しくパニックを起こしていた課題もこの

ような配慮に基づく指導（構造化された指導）により，自立して取り組むことを可能にしていくと考えられる。

**指導例2** 宿泊学習に落ち着いて参加し，自律的な行動をとる

| 指　導　方　法 | 本児の様子・問題点・小考察 |
|---|---|
| （構造化した点）<br>1.「宿泊訓練にいきましょう」の本（しおり）を作りそれを用いて事前学習をし，当日のスケジュール表にも用いる。以下の点に気をつけて，本（しおり）を作成する。<br>　・活動の見通し（いつ始まる，いつ終わる）を時計の絵と時刻を記入し，わかりやすく知らせる。本児には，腕時計を持たせる。<br>　・主な活動場所，迷いやすい場所は，先に写真で知らせ，場所と目的を知らせておき，当日混乱しないようにする。目的は，文字で知らせる。<br>　・共に活動する班の友だち，または，活動時にキーパーソンとなる友だちは，写真と名前を先に知らせ，当日，活動目標となるようにする。<br>　・余暇の過ごし方を本児と相談して決めておき，何をしていいのかわからなくて不安な時間がないようにしておく。<br><br>Step1　特殊学級からの宿泊学習に上記のしおりを持って参加する。<br>Step2　通常の学級からの林間学舎に上記のしおりを持って参加する。 | （取り組み前）5年間外泊経験がなく，母親と離れることに強い不安感がある。校外学習時はいつも不安が高まり嘔吐，パニックを起こしている。<br>(Step1)母親と離れて夜を過ごすため集合時は，非常に不安気である，バスに乗っても泣いている。活動がしおりどおり進むにつれて落ち着きだし，とくに食事の内容がしおりと同じだった頃からしおりに頼って行動しはじめる。<br>余暇の時間も本（アニメ）としおりを交互に見，「焼きそば定食タベタラカエル」と，終了の確認を何度もしている。<br>消灯と同時に静かにベッドに入りイライラすることなく眠る。<br>(Step2)バスの中からずっとしおりを見，しおりにしたがって行動しようとしている。ベッドの場所もしおりに指定されたところを自分で探し荷物を置く。<br>行動は，「5分前行動」を腕時計としおりを見ながら実行できる。<br>余暇の時間は，自分でウォークマンと料理の本を用意し，ベッドの中で毛布をかぶって聞いている。しおりは，ずっと枕元においている。とても落ち着いて行動できる。 |

（問題点・小考察）　本児が普段学校で配慮されている点と同様の配慮がしおりの中にはされていた。たとえば，活動場所を写真にとり，「ここでは，○○をします」と，場所と目的とを1対1で表し，活動時に混乱のないようにした。また，スケジュール表と同様の書き方で活動予定を文字で知らせ，見通しは，時計の針のマッチングと時刻を知らせるという2つの方法で行った。また，一番混乱する余暇の時間の過ごし方も教室と同様に自分で選択し自分の好きなことができるようにした。友だちとゲームをす

ることができず，また，おしゃべりもできない本児にとって自分なりの余暇の時間をもてたことは安心感がもてた。本児は，余暇の時間になると「ホッ」としたようにベッドで静かに過ごしていた。繰り返し自分になされている配慮の中で本児は安心して過ごすことができ，教師が1対1での支援する必要が少なくて済み，パニックをまったく起こすことなく宿泊学習を終えることができたと思われる。また，今後，本児に適した上記のような「しおり」と余暇活動の指導を充実することにより，健常児と共にゲームをする余暇活動も期待できると思われる。

【般化】 同様のしおりで学習し，卒業式に在校生代表として参加した。
【今後の取り組み】 本児は，本児なりの見通しさえもてれば式にも参加できることがわかった。状況判断の難しい本児には，今後も新しい行事，活動に取り組む際は，わかりやすいしおり（案内書）を作成し「杖」のように持たせてあげることが望ましい。そのような取り組みによって，本児は，社会参加も可能となり，パニックもなくなり，自律的な行動をとることへの可能性も生じてくるのではないか。

## 4．考察

本児の取り組みをとおして，構造化された教育現場と行動障害の相関関係を考察する（表3）。

表3のように本児を含む自閉症児は，自分が納得し，理解できる情報が得られない状況が続くと大きなストレスとなり，行動障害を起こさざるを得ない状況に陥っていくのではないだろうか。言語表出および理解が苦手な本児の特性を「受容」し，周囲の環境を本児に理解できるよう「構造化」することによって，同じ活動をしていても，本児の様子が見違えるように変化していったことは明らかである。また，これらのことは，特定の人物との愛着行動の高まりや活動のルーティン化だけでは望めなかった変容である。

表3　掃除時の構造化する前，構造化した後を比較する

| （構造化する前） | （構造化した後） |
|---|---|
| 掃除時の役割を言葉にて指示される。<br>↓<br>言葉での指示が理解できない。刺激が多すぎて何に注目して活動すればいいのかわからない<br>↓（くりかえし指示される）<br>何をしていいのかわからない<br>↓<br>混乱し不安になり，ウロウロする<br>↓（注意される，叱られる）<br>周囲から注目されるような行動（困った行動）に出て，混乱から逃れよう，状況を変えようとする<br>↓（注目も得ることができ，わからない状況からも開放される）<br>↓<br>困ったときは，不適切な行動をとる。<br>（ウロウロし邪魔をする。ごみ箱をひっくりかえす。等）<br>↓<br>同じことを繰り返すと，次のことが予測できる。<br>↓<br>ストレスがたまり，少しのことでも不適応行動を起こし日常の生活，行動にも大きな支障をきたす。 | 本児が理解しやすい方法，言葉以外の方法（文字で示す印を付ける）で指示内容を知らせる<br>↓<br>注目するところがわかり，活動に見通しがもてる<br>↓<br>自発的に活動する<br>↓（ほめられる）<br>積極的に活動する<br>↓<br>同じペースで活動する<br>↓<br>次第に配慮がなくても活動が定着する<br>↓<br>同じ手順を繰り返すと，次のことが予測できる。<br>↓<br>活動することに自信をもつ。自分で目安になることを見つけ，自主的に活動しようとする |

　今後，教育現場で個々の自閉症児の特性を評価し，一人ひとりにあった「構造化」された教育を行うことにより，彼らの生活が穏やかで豊かな広がりのある生活に変容していくことが期待できると考える。またこのような配慮の継続が自閉症児の統合教育への参加を有意義にし将来的に自律的な社会参加を可能にしていくものと考える。

# 第6章 成人入所施設においてTEACCHのアイデアをいかす
—— 横浜やまびこの里の地域生活支援システムVISUAL

藤村 出

## はじめに

　TEACCHの基本的な考え方は，日本においても，成人を対象にしたサービスであっても，生活の場所が入所施設であっても基本的な原理として変わりはない。それは，自閉症という障害をもった人が，その障害とうまくつき合いながら社会のなかで豊かに生きていけるように支えることである。
　重度の障害者，特に自閉症のような社会的な適応が難しいとされてきた人たちは，成人になっても生活の場所が限定されており，その多くは，施設での暮らしを余儀なくされている。
　そういった状況のなかで，ノースカロライナ大学TEACCH部では，自閉症という障害をもっていても，地域社会で普通の人と同じように暮らすことを目標に，様々な援助システムを作り出してきている。

## 1. 基本的な考え方

　TEACCHの本質という点においては，そのトータルなシステムに学ぶことが大切であり，さらにそのシステムを活用し，地域での生活をどう支えていくかということが自閉症の人の豊かな社会生活を実現していくことにつながる。
　本稿では，横浜やまびこの里[注]がTEACCHのシステムに学んで，横浜で自閉症の人たちの豊かな地域生活を支えるためにどうシステムを作って

注）社会福祉法人横浜やまびこの里　横浜市都筑区東山田町270番地　理事長藤森昇治

きたかということを取り上げていく。

　横浜やまびこの里では，自閉症の人たちの地域生活を支えるために本当に必要なことは，施設が単独で機能することではなく，自閉症の人たちの地域生活を支えるシステムが地域社会に広がっていくことであると考えている。

　私たちは，自閉症という障害をもっていても，ひとりの人間として，地域社会で働き，生活をし，自分の時間には好きなことをして楽しむ，というごく当たり前の生活を送れるような援助をしたいと考えてきた。

　別の言い方をすれば，障害を治して社会に出ていくのではなく，障害を持ったまま社会生活がうまく営めるように生活の組み立てをしたり，環境の調整をすることによって社会生活が可能になるような援助を作っていこうと考えてきた。

　自閉症の人たちがもっている障害をなくすのではなく，受け入れるという姿勢で臨むこと，つまり，障害ゆえにできないことがあっても，そのできないことを指導・訓練するのではなく，できることを活かして社会生活を豊かにしていくというのが，私たちの一貫した援助の基本的な考え方である。

　そのような援助は，彼らの障害を「文化」と考え，ともに生きるために必要な「通訳＝橋渡し」をすることだと考えている。また，私たちは成人を対象として仕事をしているが，子どもから大人の社会への橋渡しという役割も担っている。

## 2．横浜やまびこの里とVISUALシステムとは

　横浜やまびこの里は横浜市自閉症児・者親の会が母体になり，横浜に住む自閉症の人の地域生活を援助していくことを目的に設立された社会福祉法人である。

　前述したように，私たちは，自閉症の人たちが，自閉症という障害を持っ

たままで地域社会で自立した豊かな生活をしていけるように援助していこうと考えた。しかし，ただ施設を作ってそこで生活し，そののちそこから出していくということだけでは，自閉症の人の地域生活は成り立たない。自閉症という障害をもったまま地域で暮らすには，その障害を十分に理解している援助者による継続し，一貫した援助が必要である。

ひとつには，子どものときに身につけたスキルや生活の仕方を上手に引き継ぎ応用していく，あるいは，施設から作業所・職場，施設からグループホーム・アパートなどへと引き継いでいくという意味での縦方向への一貫性。

もう一方では，「仕事」「余暇」「生活」というその人が地域で生活する上でのすべてにわたって常に十分な配慮がされるという意味での横に広がる援助の一貫性が必要である（図1）。したがって，包括的な地域生活支援システムの構築とソフトウエアの開拓があってはじめて，施設から出てい

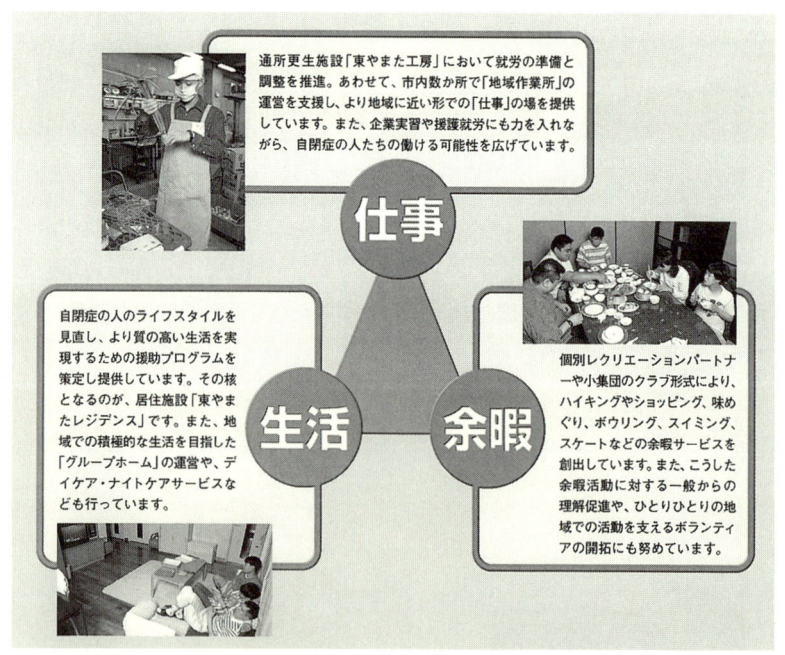

**仕事**: 通所更生施設「東やまた工房」において就労の準備と調整を推進。あわせて，市内数か所で「地域作業所」の運営を支援し，より地域に近い形での「仕事」の場を提供しています。また，企業実習や援護就労にも力を入れながら，自閉症の人たちの働ける可能性を広げています。

**余暇**: 個別レクリエーションパートナーや小集団のクラブ形式により，ハイキングやショッピング，味めぐり，ボウリング，スイミング，スケートなどの余暇サービスを創出しています。また，こうした余暇活動に対する一般からの理解促進や，ひとりひとりの地域での活動を支えるボランティアの開拓にも努めています。

**生活**: 自閉症の人のライフスタイルを見直し，より質の高い生活を実現するための援助プログラムを策定し提供しています。その核となるのが，居住施設「東やまたレジデンス」です。また，地域での積極的な生活を目指した「グループホーム」の運営や，デイケア・ナイトケアサービスなども行っています。

図1　横浜やまびこの里の援助──一人ひとりの地域生活の包括的な支援をめざす

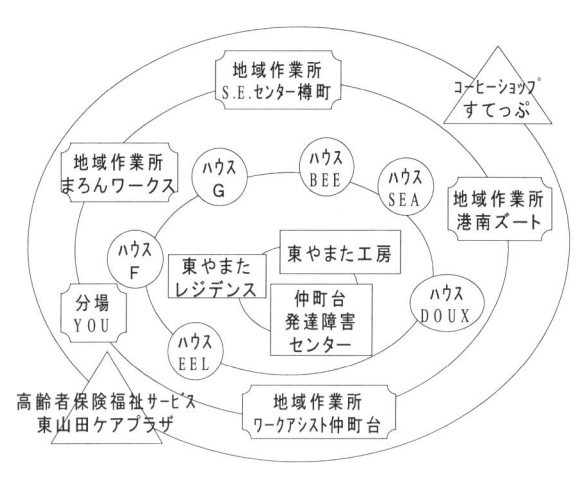

図2　横浜やまびこの里のネットワーク

けると考え，自閉症の人たちの地域生活全般にわたる生活援助システムを構築してきた。そして，そのシステムを「目に見えるかたちで，わかりやすく」という自閉症者への効果的な援助の方法になぞらえて，「VISUAL」と名づけている（図2）。

## 3．入所施設設置への経過（東やまたレジデンスとは）

　私たちは，自閉症の人たちを「施設の中でうまく生活できるようにしよう」とは考えていない。横浜に住む自閉症の人たちが，東やまたレジデンス（施設）をステップボードとして活用し，地域で普通に生活できるようにしていく援助をしたいと考えている。
　しかし，これまで入所施設の利用の実態は，施設から地域へと理念は伝えられていても，施設を「終の棲家」とすることを余儀なくされている人が多いのが現実であった。
　なぜだろうか？
　地域生活を支える資源がないからである。
　私たちはずっと入所の施設も必要であると考えてきたが，最初につくろ

うとしなかったのは，本当にステップボードとしての役割を果たせるようにするためには，まず施設から出るための資源をたくさんつくっておくことが必要と考えたからである。

「VISUAL（地域支援）システム」としてたくさんの資源をつくってから（7章で取り上げられるグループホームもその一部である），横浜やまびこの里の入所施設「東やまたレジデンス」は，1996年5月に開所した（図3）。

法的には定員40人の知的障害者入所更生施設である。

| | | |
|---|---|---|
| 1983. 2.13 | 横浜市自閉症児者親の会内に施設設立準備会を結成し，施設設立に取り組むこととする。 |
| 4. 5 | 公有地無償貸与の陳情書を横浜市民生局に提出。 |
| 5.15 | 横浜市自閉症児者親の会総会で設立資金を全会員が拠出することを決定。 |
| 1988.12. 5 | 第1号施設として通所更生施設の建設を目指し，社会福祉法人横浜やまびこの里設立発起人会を開催し，設立準備委員会を発足させる。 |
| 1989. 9.13 | 横浜市有地無償貸与契約締結。 |
| 11. 1 | 「東やまた工房」開設準備室を設ける。 |
| 11.20 | 「横浜やまびこの里」が法人認可される。 |
| 1990. 7. 1 | 「東やまた工房」開所。 |
| 1991. 4. 1 | 「東やまた工房」においてデイケアサービスを開始。 |
| 8. 1 | 「東やまた工房」においてナイトケアサービスを開始。 |
| 1993. 4. 1 | 地域作業所「S. E. センター樽町」および「地域センター港南ズート」の運営支援を開始。 |
| 1994. 4. 1 | 地域作業所「まろんワークス」の運営支援を開始。 |
| 4. 1 | グループホーム「ハウスBEE」の運営を開始。 |
| 11. 1 | グループホーム「ハウスSEA」の運営を開始。 |
| 1995. 4. 1 | 地域作業所「YOU」の運営支援を開始。 |
| 4. 1 | 地域作業所「ワークアシスト仲町台」の運営支援を開始。 |
| 4. 1 | 「仲町台発達障害センター」開所。 |
| 5. 1 | ふれあいショップ「すてっぷ」開店。 |
| 1996. 5. 1 | 「東やまたレジデンス」「東山田地域ケアプラザ」開所。 |
| 1998. 2.23 | グループホーム「ハウスEEL」の運営を開始。 |
| 3.16 | グループホーム「ハウスDOUX」の運営を開始。 |
| 1999. 7. 1 | 老人介護支援センターの受託。 |
| 2000. 3. 1 | グループホーム「ハウスF」の運営を開始。 |
| 4. 1 | 介護保険による居宅支援事業，通所介護事業の開始。 |
| 6. 1 | グループホーム「ハウスG」の運営を開始。 |

図3　「横浜やまびこの里」の沿革

## 4．東やまたレジデンスの位置づけ

　東やまたレジデンスは，VISUALシステムのフラッグシップ（旗艦）ではあるが，システムの中の一資源としてとらえている。入所施設としての機能よりも，広範なVISUAL（地域生活支援）システムのバックアップ部門，という位置づけをしている。

### 1．よりインテグレートされた環境をめざす
　東やまたレジデンスは，自閉症の人だけが生活している。
　そこだけをとってみれば，障害者だけ，それも自閉症の人だけを集めた施設である。しかし，ここでは，施設の中だけで行われる障害者の施設生活を普通の暮らしに近づけることをめざしてはいない。
　施設を出て，地域の中で生活できてはじめて「普通」の生活と考え，地域生活を送れるようにするために，一時的に環境調整を行い，地域へ引き継いでいくことを目標としている。私たちの課題は「いかに早く，地域での生活に移れるか」ということである。

### 2．個人の尊重
　東やまたレジデンスの基本思想は，一人ひとりの安定した居住の場面を提供することを中心に考える，ということである。
　環境調整をすることによって一人ひとりにあった生活の仕方を探したり，組み立てたりし，安定して生活できるプログラムをつくり，地域の資源へと引き継いでいくこと，が課題となる。
　自閉症という障害は，一人ひとり全く違った特性をもっているものであり，自閉症の人の生活の仕方，という一般的な取り扱いへの答はない。
　したがって，自閉症の人への援助の仕方も，個々に合わせたものが求められる。
　人として当然保障されるべき個人の生活の上に，さらに，自閉症という

障害特性に合わせた個別の援助を必要としているという人たちへの援助が，今までのような数十人が一緒に暮らす場所で，みんなが同じ生活スタイルをとる中で，できるだろうか？「一人ひとりに合わせた援助」を追求することでしか，問題は解決しないのである。

　後述するが，東やまたレジデンスの「少ない人数の生活と，安心して過ごせる個室」を提供した建物構造は，それだけで，彼らの生活に安定をもたらしている。

　また，集団主義的な発想を捨て，一人ひとりの安定のために個別化された生活プログラムを追求した結果，東やまたレジデンスには，東やまたレジデンスの日課というものが存在することはなく，40人の「〇〇さんの生活」「△△さんの生活」があるだけとなっている。

### 3．年齢相応の，豊かな暮らし

　TEACCHのアイデアを活かして，大人の人たちへの援助を考えるとき，「地域生活を目指す訓練」という発想は出てこない。TEACCHの理念でもあり，さらに言えばノーマライゼーションの考え方でもあるが，障害があって，できないことがあっても，できることを活かし，うまく活用することで，「豊かな暮らしを支える」ことが大切になってくるのである。

　私たちは，大人としての「年齢相応の豊かな暮らし」を，地域の中で暮らし，地域の中で働き，地域の中で自分なりの余暇を楽しめる，というものと考えている。

　これまで，施設の中では，障害があることはよくないことで，障害を治して，障害を克服して，能力を高めたり，できることを増やしたりしてから施設の外に出そうという考え方で「生活訓練・作業訓練」を続けてきた。しかし，その発想と方法では，重度の障害者は施設から出られなくて当たり前，出せなくて当たり前であった。施設が障害者の自立を阻んできたのである。

　横浜やまびこの里では，「どうすれば施設から出られるか」「どうすれば地域に出せるか」という考え方に基づき，自閉症の人たちの地域生活を実

現するために様々な取り組みをしてきた。

とりわけ大切にしてきたことは,「自閉症という障害を理解した支援の組み立て」と「一人ひとりに合わせた暮らしのスタイル」を作っていくことである。
これまで多くの施設の常識であった,「集団生活という前提」を排し,ひとりひとりに個別化された生活を考えてきた。

そのときに,TEACCHのコンセプトである「自閉症の障害を正しく理解し,一人ひとりにあわせた支援を考える」「構造化をすることで苦手さを補う」ということを常に心がけてきた。
ここで,私たちが自閉症という障害をどう理解してきたか,ということについて,簡単に触れておきたい。

1）自閉症の理解
（1）自閉症は症候群である

自閉症の人たちは,一人ひとりがいろいろな症状をさまざまに合わせ持っていて,特定できない一人ひとりの違いをもっている。「自閉症」とひとくくりにして考えるのではなく,一人ひとり違う症状に合わせてどうアプローチしていくのかを考えていくことが大切である。決まり切ったアプローチでは対応できない。これまでの教育や福祉は,集団教育や集団処遇で,みんなで同じことをやらせようとしてきたが,これは,自閉症の人たちにとっては無理なこと,難しいことである。一人ひとりに合わせた個別化されたアプローチが必要である。

（2）脳の器質的・機能的な障害

自閉症の原因は,以前は母親の育て方が原因であるといわれた時期もあったが,現在では,脳の欠損あるいは機能障害が原因であろうと推定されている。

このことは,たとえば,聴覚神経の機能障害があるとか,足がないなどということと同じように,脳に物理的な障害があるということである。

聴覚神経がうまく働かず耳が聞こえない,手がなければ物が持てない,

足がなければ歩けないといったことと同じように，自閉症の人にもできないこと，苦手な部分がある。ただ，その障害は目に見えにくいので，私たちは長い間自閉症の人に対して，私たちと同じような立ち居振る舞いを要求してきた。それは，聴覚障害の人に「よく聞け」といったり，足がないひとに「しっかり歩け」と言っているのと同じことである。自閉症を「治せ，克服しろ，普通になれ」と無理なことを言っているようなものなのである。これからはそういった間違ったアプローチを修正していかなければならないと考えている。

（3）コミュニケーションの障害

自閉症の特性には，社会性の問題，コミュニケーションの問題，こだわり，特異的な行動パターンがあると言われているが，特にコミュニケーションの問題が重要である。コミュニケーションの問題が解決できれば，彼らの生活はとても楽になるだろう。

コミュニケーションの問題は，概念を形成したり抽象的な思考をすることが困難なことと関係している。自閉症の人たちは，脳の中の概念を取り扱う機能が何らかの理由で阻害されている。私たち（自閉症でない人）は，物事には理由があり意味があるということを，頭の中で理解して次の考えや行動に結びつけているが，自閉症の人にとってはそれが困難である。

次に，言語を社会的に使用することの障害がある。言語には，具体的なことば（物の名前，みてわかるもの）と抽象的な言葉（頭の中だけでイメージを取り扱かったり概念を成り立たせているもの）があるが，私たちの言語コミュニケーションはほとんどが抽象的な言葉で構成されており，抽象的な言葉を理解することが困難な自閉症の人たちにとっては，言語コミュニケーションは難しいものである。

自閉症の人たちは，言葉の概念や意味がわからない，言語コミュニケーションの必要性がわからない，どのように言葉を使えば人との関係が築けるのかわからないなど，できないこと・苦手なことを抱えている。にもかかわらず，私たちは，私たちが普通に行っている言語コミュニケーションを前提に話を進め，彼らの苦手なことを強要したり，要求してばかりで，

彼らに出来るやり方・わかるやり方で教えてこなかった。このことは，たとえば視覚障害があって目の見えない人に「よく見なさい，何できちんと見ないんだ」というのと同じことである。そういうこちらの悪い関わりによって，彼らはいつも強い不安やストレスにさらされている。その結果として，その不安やストレスから自分を守るために変化への適応が悪かったり，こだわりをもったり，攻撃的なことをしたり，物を壊したり，問題行動といわれる行動に出たりしてしまうのである。

ストレスや不安に対して，今まで獲得してきたこと，できることを繰り返し行うことで安心を得ているのであるが，それが，「こだわり」や「変化への適応の悪さ」とみられている。決して，自閉症だからこだわるのではない。彼らがストレスや不安を感じることのないように，生活全体を整えていくことが大切である。

前述のように，自閉症の人たちは，聴覚刺激の処理が苦手である。その反面，視覚刺激の処理と取り込みは良好である。そういう彼らの強み・得意なことを生かし，苦手なことを支援して，彼らが分かりやすいこと（目からはいる情報）を手がかりとして提供しながら，生活を組み立てていくのが私たちの仕事である。

これから少し具体的に，生活の様子を紹介していく。

## 4．生活の流れ

東やまたレジデンスは定員40名の施設であるが，マンションの中に，グループホームが7軒入っているというような構造になっている。7つのユニットに分かれていて，1つのユニットは7人が生活できる普通の家のようなイメージで，そのユニットの中にそれぞれ利用者一人ひとりの部屋が7つと，ダイニング，キッチン，お風呂，トイレ，リビングなどがある。

実は，この7つのユニットは，援助スタッフと設計担当者による7つのチームがそれぞれに設計をしたので，一つひとつのユニットがとても個性的なものになっている。このような建物構造は，実際に生活し始めてみると，入居者の生活の安定に計り知れない効果を及ぼすことがわかった。

マンションの内の一戸のような生活ユニットは，都会におけるより普通の生活に近い環境を作り出せる。

また，少人数の生活はゆとりにつながり，生活に落ち着きを作り出せる。入居者間相互の影響も少なくてすむというメリットもある。そして，一人ひとりに保障された個室は，いざというときの逃げ場所，プライバシーの守られる安心できる場所として，入居者の安心感につながっている(図4)。

レジデンスでの生活の特徴の1つは，職住分離である。

夜間の生活＝居住の部分はレジデンス，昼間の生活＝活動や仕事は東やまた工房や近くの作業場，あるいは外部での仕事に従事する，といったふうに，それぞればらばらに活動している。

また，夜と昼では援助者も別の人が関わる。

昼の仕事場では仕事の部分を援助するスタッフが，夜間のレジデンスでは生活を援助するスタッフが関わるというスタッフ配置をしている。

そうすることで，生活のメリハリがつき，よりわかりやすい生活環境が保障されると考えている。このような環境も，自閉症の障害特性への配慮と，地域生活への移行を意識してのものである。

入所施設を作る前にグループホームを作り重度の障害のある人たちの地域生活を支援する形を模索する中でとても大切なことのひとつとして確認してきたことを，入所施設への支援に活かしている。

レジデンスでの生活を，地域での生活（普通の家や，グループホーム）により近いものとすることで，地域生活への移行の際の変化の要素が少なくなり，よりスムーズに移行できている（2001年4月現在重度の自閉症の人たちが暮らすグループホームは6つになった）。

このような生活を支えるために，レジデンスの職員に加えて，生活アシスタントと呼ばれるアルバイトスタッフが一緒に援助をしている。

生活アシスタントは学生・主婦・社会人など，さまざまな人たちが働いている。朝，アシスタントの仕事を終え，レジデンスから会社や学校に通

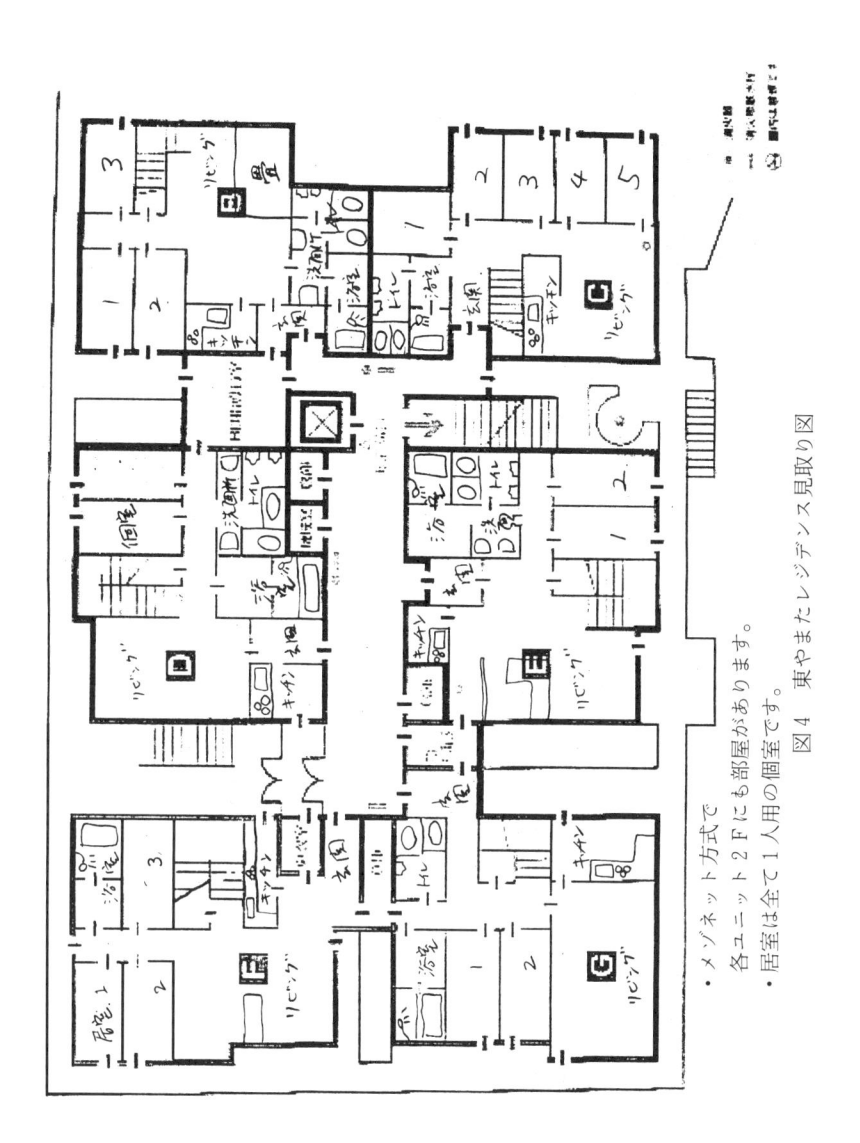

第6章　成人入所施設においてTEACCHのアイデアをいかす　*119*

図4　東やまたレジデンス見取り図

・ユニット方式で
　各ユニット2Fにも部屋があります。
・居室は全て1人用の個室です。

う人もいる。

　アシスタントの他に，ハウスキーパーという人たちがいる。この人たちはほとんどが地域の主婦で，昼間，レジデンスの利用者が仕事に行っている間に，掃除・洗濯・食事の準備等を行っている。

　ハウスキーパーは，施設内での生活を支えることはもちろん，さらに地域と施設をつなげるといった意味では，特に重要な役割を果たしてくれている。

## 5．個別化された援助

　東やまたレジデンスには，比較的障害の重い人たちが入居している。それぞれがまったく違う障害特性をもった人たちであり，当然，援助も一人ひとりに個別化されている。

　東やまたレジデンスの生活には，「みんなでなにかをする」ということはない。東やまたレジデンスでは7人が1つの生活単位で暮らしているが，その7人が，一人ひとりそれぞれの生活スタイルに沿って暮らしている。

　彼らが，安定した生活を，安心して送れるように支援をしているのだが，その支援を考え，実施していくにあたって，TEACCHの「構造化」のアイデアを活かしている。

### 1．「TEACCH」と「構造化」の誤解

　この章のタイトルを「成人入所施設でTEACCHのアイデアを活かす」としている。決して，「成人入所施設のTEACCH」や「成人入所施設でTEACCHをする」ではない。

　日本ではまだ多くの人が，TEACCHは，つい立てで囲っている，スケジュールにはめようとする，カードを使って人を動かす，ふれあいがない，などなど，人を管理しようとする道具だといったように，「TEACCHは非人間的なもの」として誤解している。なぜだろうか。まず第1には，自閉症という障害を理解していないからということがある。前述したように，

障害を理解していないということは、自閉症の人たちに何をすべきか・どう支援すべきかということが十分には理解されていないということである。自閉症という障害を正しく理解するということから始まらなければならないと思う。

障害を理解しないまま、TEACCHプログラムの構造化された指導や援助の組み立てだけをみて、TEACCHを単なる療育の技法ととらえ、施設や作業場で作業をさせる単なる道具だと思っているということがよくある。「TEACCH＝構造化」であり、「構造化」という言葉は特殊な環境で特殊な方法を用いることだと思われているようである。

また、翻訳された単語が誤解を招いているということもあるだろう。

英語ではstructured teachingと表される。本来は、「構造化された指導」「構造化された教育」「構造化された援助」という言い方をすべきだろう。

### 2．構造化とは

暮らしやすくするための生活の組み立てや工夫、あるいは、安心できるように生活を整えていくことを構造化ということばで表す。

たとえば、視力障害の人に一人ひとりに合ったメガネを作ることや、駅やホームに青や白の線を引いてどこで待てばいいか、どこから乗ればいいかを分かりやすくするなども構造化の一つである。それを使わずに不自由な生活をするのと、使って楽しく安心して暮らすのと、どちらが生活を豊かにするだろうか、というふうに考え、私たちは暮らしの中にたくさんの「構造化」を取り入れている。構造化というのは、自閉症の人だけに特別なものではないのである。

また、構造化とは、TEACCHの療育や生活支援の考え方のメインであるが全てではない。自閉症の障害を理解して、障害に合わせて苦手な部分を補っていくという考え方であり、バリアフリー、ユニバーサルデザインなどの考え方と同じである。点字ブロックや車椅子用スロープは、自閉症という障害には必要ない。しかし、自閉症の人には、自閉症の障害に合わせた支援が必要である。それが、「目に見える生活の組み立て」としての

構造化である。自閉症の人たちに，一方的な社会適応を求めるのではなく，社会の側も歩み寄ることが求められているのである。

### 3．生活における構造化

レジデンスの中では，居住者が安心して，安定して，より自立して暮らしていくために，様々な生活の構造化をしている。

１）物理的構造化

レジデンスの，「個室のある少人数のユニットで暮らす」という構造や，「昼夜の生活の場を分離する」ということは，彼らが安心して暮らすことができるための，大きな要因となった。多くの自閉症の人にとって，１つの場所でいろいろ活動をすることは，混乱をまねくことになる。

レジデンスでの暮らしでは，１つの場所で１つの活動を行うようにしている。たとえば，食堂のテーブルで食事以外の他の活動をしたりせずに，食堂のテーブルは食事のためだけに使い，他の活動は別なところを使うといったような配慮がされている。

こういった生活空間を整理して使っていくことが物理的構造化とよばれる。

居住者の居室はすべて個室になっている。

４畳半くらいの部屋は，その人その人の使い方ができる。ベッドとテレビと机とイス……とシンプルな部屋もあれば，お気に入りをいろいろ持ち込んだにぎやかな部屋もある。しかし，どの部屋もそれぞれに，寝る場所，くつろぐ場所，自由時間になにか活動をする場所などが，その人に合わせて構造化されているという点では共通している。

ユニットによって異なるが，ユニット内部も自閉症の人が生活しやすいように構造化されている。あるユニットでは，リビングから，キッチンが見えないような作りになっている。リビングでＴＶを見て過ごす時間に，キッチンの様子が目に入ると，食べ物が気になって不安定になってしまう人がいるのだが，その様な人にはキッチンが見えない方が，他のことに気を散らすことなく，落ち着いてＴＶを見て時間を過ごせるのである。

## 2）スケジュール

　個別のプログラムに沿って，スケジュールは一人ひとり違っている。レジデンスの暮らしをその人に理解できる形で視覚的に表している。たとえば，カード式のスケジュール表を壁に張り出して，上から順番に見ていき，1つ終るごとに裏返して進行を確認するというやりかたをしている人がいる。また，ある人は，Ａ４の紙に，レジデンスに戻ってから就寝するまでの活動と時間が書かれたものをバインダーに挟んで，デジタルの腕時計で時間をチェックしながら，生活をしている。文字がうまく扱えないため，活動内容を絵や写真で示したり，実物で示すこともある。たとえば，トイレの絵，ＴＶの写真，食事の意味を表す「箸」などが使われている。

　このスケジュールの長さは，本人の理解や特性に合わせて，考えていく。1日分のスケジュールを1度に提示された方が良い人もいるし，次に起きること1つを提示する方が良い人もいるからである。また，もっと長期の，1週間，1カ月といったスケジュールを合わせて使っている人もいる。「何曜日にレクリエーションでプールに行くのか」，「いつ実家に帰省するのか」といったことを，このスケジュールで確認している。

　その人にわかるスケジュールが組み立てられることで，いちいち次はあれ，次はこれとスタッフに指示されたり，引っ張って連れて行かれてはじめて何をするのかわかるなどということがなく，生活に見通しが立ち，安心して生活を送れるようになっていく。

## 3）その他の配慮

　自閉症の人たちへの配慮として大切なことに「何を，どのように，どのくらいの時間，どのくらいの量，すればよいか，次に何をすればいいのか」をていねいに伝えるということがある。これはワークシステムと言われる。ワークシステムは仕事のシステムのような印象で受け止められがちであるが，決して仕事のためだけのものではない。「その人の活動の仕方を判りやすく整理したもの」というふうにとらえることが大事である。レジデンスの暮らしの中にも，ワークシステムが活かされている。

　たとえば，マッチングが得意なＡさんの場合。うまく歯が磨けず，前歯

しか磨かないので，歯磨きの手順表をつくった。口の中の絵が描いてあって，いくつかのブロックに分けてA，B，C……と書き込んであり，その下に「Aの部分を10回」というふうに指示がしてある。AとAが同じということ，10回磨くということがわかるので，いまでは，指示書を見ながら，1人で歯を磨くことができるようになっている。

また，「終り」とか「だいたいこれくらい」とかいったことが，わかりにくいBさんは，いつも目の前のものが全部なくなったらおしまいというシステムを使っている。Bさんがレジデンスに来た初日，シャンプーをどれくらい使ったらよいのかわからず，1度にシャンプー1本を使ってしまうということがあった。そこで，1回分で使い切るちょうど良い量を小さなケースに小出しにしておくようにしてみた。それを全部使って洗えばよいということがはっきりし，シャンプーを使いすぎることもなくなったので，職員が付き添わなくても，1人で入りたいときに入浴ができている。

同じ様な例では，自分の部屋を掃除するとき，いつまで掃除機をかければいいのかわからない人に，小さな紙屑を撒いて，それを全部吸い終ったらおしまい，というやりかたをしてみた。

また，いつもチェックオフの指示書を見ながら活動している人には，洗濯をするときのチェックオフ形式の手順書をつくってみた。「洗濯物を入れる」「洗剤を入れる」「スイッチを押す」……と順番にやっていくことで，自立して洗濯を行うことができている。

このようにいろいろな場面で，自閉症という障害による苦手さを補うための配慮をすることで，わかる活動を増やしてあげられたり，自立してできることが見つかったりし，その人の生活に広がりや自信がプラスされていくことになる。

4）コミュニケーション

必ずしも言葉がしゃべれなくても，コミュニケーションをすることはできる。方法はどうであれとにかく自分の意志が相手に伝われば良いのだ。

たとえば，食事のときに「おかわりをください」と書かれたカードを作っておいて，おかわりが欲しいときには，このカードをスタッフに差し出せ

ば，たとえしゃべれなくても「おかわりをください」ということは伝わる。

また，その時に何と言えばいいのかを忘れてしまう人の場合には，いろいろな状況で必要になる言葉を一つひとつ書いたカードの束をいつも持っていて，何か伝えなければならないときにそのカードを見て思い出して言う，という方法を使っている。

マクドナルドへ行きたいけれど，注文ができないという人のためには，注文する事柄をすべて書いたメモを用意し，お金とそのメモを一緒に店員さんに渡せば，ハンバーガーを食べられる，という方法を考えた。

誰かに付き添ってもらわなければ行けなかったために，歩いて10分かからないマクドナルドに月に1度しかいけないということはなくなった。

このような様々な生活上の配慮や工夫が構造化である。構造化は，自閉症の人がより暮らしやすく，より自立して生活するための工夫である。

一人ひとりに合わせて，必要な構造化をすることにより，彼らは見通しをもって，安定して，そして可能な部分は自立して生活ができるようになっている。

安定した暮らしを保障され，自信をもって生活をおくれるようになると，やがて自分から何かやろうといった，外への自発的な働きかけがでてきた人もいる。

援助者が，自閉症の人がもつ困難さをよく理解し，そのような困難さをもつ彼らにどのような援助が必要なのかをわかって，それを提供していくことによって，彼らは，「訳の分からない，何もできない，施設の人たち」ではなく，1人の大人として地域で生活していける自閉症の「○○さん」になっていくのである。

少ない人数の環境の中で，一人ひとりが自分の部屋をもち，一人ひとりのスタイルで生活できるようになったとき，自閉症という障害をもち，行動障害があって，施設でしか暮らせないと言われてきた人たちが，レジデンスを出てグループホームなどで暮らせるようになっている。

地域の中に彼らの生活を支える資源がたくさんあり，施設（レジデンス）にいるときから，その資源を活用した「仕事」「余暇」「生活」にまたがる

一貫した援助プログラムを考え実施してきていることが，地域生活への移行を可能にした大切な要素であることは言うまでもない。
　「一人ひとりの生活」を保障する個別の援助プログラムを実施できるシステムとソフトウエアが機能してはじめて，地域での生活が可能になるのである。
　この考え方は，次の章で語られるグループホームの生活に引き継がれさらにリアルな地域生活へと発展していく。

# 第7章　自閉症の人たちが暮らすグループホーム

中村　公昭

はじめに

　グループホームは，本人の明確な意志を前提に，就労など社会的に自立した者が対象であり，家庭的な雰囲気で共感的な生活をおくることが望ましいといわれてきた。そのため，自閉症の人たちや重度の障害者が生活している実績は現在でも数少ない。しかし，近年になって重度加算が導入されたこともあり，対象者の幅の広がり，機能や生活スタイルの多様化など，各地での実践が報告されており，少しずつ自閉症の人たちにも門戸が開かれてきている。

　このような背景から，横浜やまびこの里でも，1994年度に2カ所，1998年度に2カ所，計4カ所の自閉症の人たちが生活するグループホームを運営している。

　横浜やまびこの里では，TEACCHプログラムの理念や考え方を参考にして，自閉症や重度の障害をもちながら地域で暮らすための援助を模索してきた。自閉症という障害の理解と，一人ひとりに応じた地域生活援助サービスの開拓やその実践の積み重ねによって，自閉症の人のグループホームも一般的になり，より多様で個別的な地域生活の展開が可能になると考えている。

　この章では，これらの実践を紹介しながら，自閉症や重度の障害をもった人たちの生活支援における基本的な考え方や，具体的な援助方法のアイデアとその有効性について考えてみたい。

## 1. グループホームの意義と役割

グループホームは，地域社会の中にある住宅を利用して数人が共同生活を行い，必要な援助を受けながらあたりまえの暮らしをおくるための拠点であり，1989年に「精神薄弱者地域生活援助事業（グループホーム）」として位置づけられている。

ノーマライゼーションが叫ばれる中，「施設」という特別な場での集団生活から，地域の中であたりまえの暮らしをめざし，個人を中心にした選択的な暮らしを支えるサービスが求められてきた。グループホームは，施設中心の箱型福祉から脱却し，地域生活を起点にした多様の生活が認められるソフトとして登場した。したがって，グループホームの生活という定型があるわけではなく，「地域生活」という方向性と可能性をもった1つの生活資源であり，選択肢の1つとして捉えられる。援助者が生活の多様性を受入れ，一人ひとりの暮らしを謙虚に受け止めたとき，グループホームの制度を利用した地域生活援助の取り組みがはじまるのである。

## 2. やまびこの里のグループホーム

### 1. グループホームの位置づけ

これまでのグループホームの実績は，現状の制度の中では多くの可能性をもった生活資源として存在している。しかし，自閉症の人たちの様に自分の意志を適切に表現したり，状況に応じた判断が苦手な人たちにとって，体験したことのない生活をイメージすることは困難であり，機会さえ提供されてこなかった。自閉症の人たちを治療や教育の対象ではなく，1人の生活者として積極的に生きるための援助を考えると，できないことがあるからグループホームで暮らせないという発想ではなく，できないことがあっても地域での暮らしに，必要な援助を作り出すことが求められる。

横浜やまびこの里グループホームは，地域生活の選択肢の1つとして位

置づき，一緒に暮らしながら自閉症の地域生活のイメージを積み重ねる場であり，グループホームで生活することがすなわち地域生活援助を模索する試みである。

## 2．運営方針

やまびこの里では，自閉症の人たちのグループホームのあり方について，地域生活援助の考え方に基づき，以下のように運営方針を整理した。

①自閉症という障害に配慮し，一人ひとりの生活を援助する。
②地域の中でできるだけ自立した普通の暮らしを目指す。
③グループホームの資源を起点として，機能的な地域支援システムを構築する。

グループホームというイメージから，一件の建物に数人が共同生活し，和気あいあいと暮らしている，そんな印象をもつ人も多いだろう。しかし，時折足や手をばたばた動かしながら生活しているAさんと，このような動作を見ているだけで萎縮してしまうBさんが，同じリビングを共有すると，くつろぐことが困難なことは容易に想像できる。お互いの主義や主張を尊重する共感性や社会性に障害がある自閉症の人たちにとって，単に時間や空間を共有することが，かえって一人ひとりの暮らしの妨げになる場合がある。

障害をもっているからといって聖人君子のように協調的に暮らすことを前提にしたり，固着した価値観を押しつけずに，自閉症という文化や価値観を積極的に認め，一人ひとりが望んでいる暮らしに対して謙虚に受け止める姿勢が重要である。

しかし，自閉症者独特の理想的な暮らし方があるわけではない。グループホームも私たちの家と同じように，仕事や学校から帰ってきて適当にのんびり過ごす場であったり，好きな音楽やテレビに没頭したり，たまには家の手伝いや片づけなどもするが，外出してはめを外したりもする。そん

なごく日常的であたりまえな暮らしをイメージする。あたりまえの生活は，流行や文化，地域，そして個人の生活感や主義主張によって様々なスタイルがこの範疇に入る。したがって，具体的な暮らし方の幅はあっても，同年代の人が暮らす生活を援助の方向性として捉えている。

### 3．各ホームの構成

横浜やまびこの里では，1998年度までに4つのグループホームを運営してきた。全てのホームが閑静な住宅地にあり，個室が人数分あるために少し大きめに見えるが，一般の住居と何ら変わりがない。入居者は1名を除いて男性で，障害程度の基本型は中・軽度の障害，介助型は重度・最重度の障害を表している。ハウスDOUXのみ週末の対応を行っているため常勤が2名配置されているが，その他は常勤1名にハウスキーパー，生活アシスタントスタッフで援助の体制を整えている。（図1・2参照）

## 3．グループホームの暮らし

### 1．安心して暮らせる環境づくり

1）個室の位置づけ

グループホームは私たちの家庭と同様に，日中の仕事から帰宅して当日

| | 建物 | 構造 | 人数 | 障害程度 | 援助スタッフ | 開始年 |
|---|---|---|---|---|---|---|
| ハウス BEE 都筑区 | 1戸建 2階家 賃貸 | 1F=個室2 LDK・B・WC 2F=個倍室4・WC | 男5 | 基本=1 介助=4 | 常勤住込1 ハウスキーパー1 アルバイト：常時1〜2名 | 94年 4月〜 |
| ハウス SEA 都筑区 | 1戸建 2階家 賃貸 | 1F=個室1 LDK・B・WC 2F=個室4・WC | 男4 | 基本=0 介助=4 | 常勤住込1 ハウスキーパー1 アルバイト：0〜1名 | 94年 11月〜 |
| ハウス DOUX 都筑区 | 2階建 2階＋ 1ルーム2 | 2F=個室5 LDK・B・WC2 1R〒個室2・UB・K | 男5 | 基本=0 介助=5 | 常勤2（住込1） ハウスキーパー1 アルバイト：常時1〜2名 | 98年 3月〜 |
| ハウス EEL 都筑区 | テラスハウス 2棟 貸貸 | 101=個室3 LDK・B・WC 102=101と同様 | 男4 女1 | 基本=3 介助=2 | 常勤1 ハウスキーパー1 アルバイト：0〜1名 | 98年 2月〜 |

図1　各ホームの構成

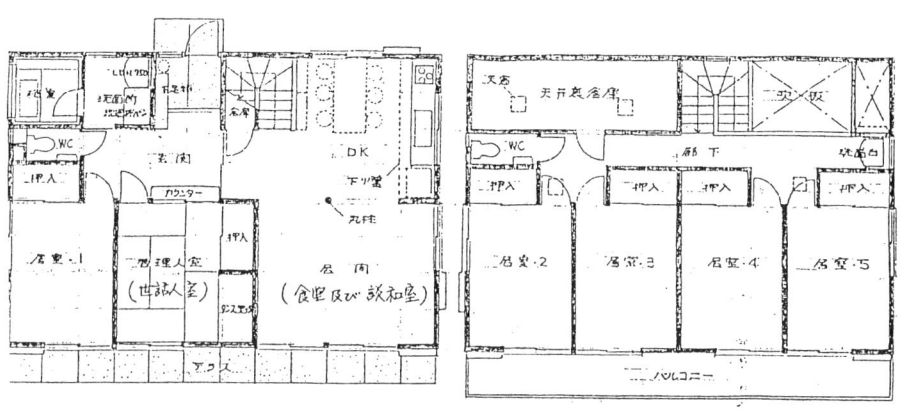

図2　平面図（BEE）横浜やまびこの里

の仕事の疲れを癒し，翌朝出勤するまでに明日の活力を養う場所である。ホームでの具体的な過ごし方は，自分で好きな活動を過ごしたり，生活に必要な身の周りの管理や家の手伝いなど，人によって様々であるが，リラックスできる環境がベースにあることが不可欠である。

　しかし，数人での共同生活は，自閉症の人たちにとって，他人に多くの干渉をされたり，周囲の動きが気になって落ち着かなくなったりと煩わしい場面もある。そんなときに自分の場所として好きな活動を過ごす拠点があれば，多少不安や混乱を生じてもうまく切り換えができたり，落ち着いてから次の活動を行うこともできる。リビングにいながら周囲の動きを見ている方が安心できるという人もいるが，多くの場合個室を拠点にした方が生活のベースをもちやすいようである。したがって，単に個室があればよいというわけではなく，入居までの暮らし方を参考にして，本人にとって落ち着ける部屋の装飾や刺激の整理などを行い，一人ひとりにとって安心できる拠点を実際の生活場面で提供することが望ましい。

　2）生活場面での環境整理
　自閉症の人たちにとって，同じ場所で多くの活動をすることは見通しが立たず，不安や混乱を招いたり自立した活動を阻む場合が多い。個室が安

心できる空間として位置づくためにスタッフが不要な出入りをしないことや，不必要な刺激を整理したり，手伝いなどはリビングや自室のコーナーを設けて行うなど，物理的な構造化の手段が有効である。活動の場所を明確にするための視覚的な区別や，活動と場所を1対1にすることは，その場所に来たら何を行えばよいかわかり，安心した暮らしを提供することに役立つ。

　また，睡眠のリズムが整わずに寝付けない入居者に，就寝前に普段愛用している電話帳を棚にしまうという手続きをおこなったところ，安定して就寝できるようになったり，米とぎが上手にできない場合に，回数を示して終りを分かりやすくする，洗濯機のスタートボタンにシールを貼るなど視覚的な構造化も有効である。視覚的な手がかりを活用して，活動場面の刺激の整理や強調化・組織化することは，活動そのものの意味をわかりやすく伝えたり，意味そのものがわからなくても活動を成り立たせ，結果的に自立した活動の手助けになる。

### 3）分かりやすい生活の組み立て

　グループホームで生活するAさんは，事前の情報で他人の動きを手がかりに同じことを行ったり，具体的な声かけがないと自分で活動することが困難である。そのため，スタッフが指示をしないと活動の開始ができず，スタッフの動きや周囲の人の状況を観察し，自分と関係がない活動でも行ってしまったり，予測がつかない不安と緊張のため奇声を上げることもある。また，話し言葉がないために自分の伝えたいことが他人に伝わらずにかんしゃくを起こすことも少なくない。

　スタッフは，次のような環境調整を行い，生活の安定と自立を促す配慮をした。

　①ホームでの生活の流れに見通しをもち，自分で何を行うか理解して，主体的に活動を行えるように本人専用のスケジュールを提示する。

　②それぞれの生活場面において本人の活動場所を設定し，具体的な活動手順や活動内容を本人に分かるように絵や文字で提示する。

③コミュニケーションの練習をするために、絵・文字カードを活用した自発的なコミュニケーションを日常的な生活場面で計画的に設定する。
　彼は発語はないが、日常的な単語だと平仮名で示されれば理解できるため、平仮名で簡単な「ごはん」「おふろ」などの単語で上から順番に並べ、デジタルの時計とマッチングできるようにポイントの時間だけ活動の左に記入した。スケジュールは自室に提示され、特に活動のない時間には部屋やリビングでくつろいでいる。具体的な活動場面では、読むことはできても単語の意味を理解できない内容について、補足的に絵や図を示したり、使用する道具の整理やジグなどを活用し自立的に活動できるように配慮した。日中の作業活動でも同様の方法で活用されており、システム的に使用方法を獲得していたため安心して自発的に取り組めている。また、様々な要求や確認をスタッフに対して行うときに、奇声を上げて注意を引いたり、慣れていないスタッフだと内容が理解できないことが多かったために、カードを利用したコミュニケーションの練習を行った。コミュニケーションの必要性が生じたときに、必要な内容が書かれているカードを他人に見せ、正確に伝達できる経験を日常的に積み重ねることによって、必要なとき以外は他人の動きに依存することは少なくなった。
　このように、構造化の手段を用いて生活を整理することは、一人ひとりの理解や特性に応じることが重要である。具体的な提示内容を本人のイメージできるものにしたり、提示する量や活用方法など個々に合わせて使いやすい組み立てに配慮する必要がある。スケジュールが理解できることで、生活の見通しをもって活動でき、無用な不安や混乱を減少させ、他人から指示や管理される煩わしさが少なくなる。そのため、自信をもって積極的に活動できたり、主体的に生活できるための足がかりになる。また、日中の作業活動で行ってきたシステムを導入することは、より安定的に活動が行えた理由である。本人の生活にとって有効に活用できるシステムを獲得すると、ホーム内の生活に限らず様々な地域資源を円滑に利用でき、生活の幅を広げることに役立つことになる。

## 2．主体的な生活を考える

### 1）生活の枠組みを整える

　グループホームという小集団の生活の中には，入浴や洗面など譲り合って利用しなければならない場面があるため，入浴の順番を決めたりお互いの役割を決める必要がある。本人同士がやりとりの中で調整できない場合は，スタッフが入居者にとって生活しやすいように数人の暮らしを交通整理する必要がある。しかし，納得のいかない暮らし方を提示されても，活動をしたがらなかったり，本人が暮らしやすい手がかりとして利用できない。したがって，スケジュールを提示したり，活動の手順を示すことは，スタッフが恣意的な生活に導いたり，問題なく過ごすように管理することが目的ではない。生活上必要なことや共同生活をする上で守るべきことなどを，わかりやすく伝える手段であり，一人ひとりが望む暮らしとすり合わせるために利用されるものである。そして，より暮らしやすいものへと改善され，本人の暮らしにとって不都合が出てくれば修正を迫られることになる。

### 2）一人ひとりの興味・関心を大切にする

　Gさんは，帰宅途上で電気屋に入り込み，数多くのパンフレットを持ってきて眺めるのが趣味だった。しかし，店にあるだけ持ってきてしまうので社会的に認められる方法で楽しめないか検討した。彼は，自分の好きな活動を止められるとストレスになり，強引に成し遂げてしまったり，不定愁訴が現れたりする。スタッフは，月に1回10部のパンフレットをもらって良いルールにして，気に入ったものをファイルにとじて保存することをすすめた。ファイルで管理することで，入りきれないものを自分で選んで捨てたり，とっておくものも散らかさずにきちんと整理でき，ひとつの余暇活動として位置づいている。

　一緒に生活する入居者やスタッフが困ることや，社会的に迷惑なことは何らかの改善策を講じる必要がある。一見，問題行動と捉えられることについて，消滅することを目的に考えると消極的で制約の多い生活になって

しまう。単に本人の問題として捉えるのではなく，社会的な関係や意味が理解できない結果の行動として捉えると，一人ひとりにとって興味のあるものや楽しめるものとして周囲が認められる活動に変えたり，新たに興味のある活動を開拓して日常的な暮らしに取り入れ，生活全般が充実したものになることが望ましい。スタッフが問題となる行動だけを捉えてその対策を検討することよりも，あたりまえの暮らしに向けて積極的にプログラムを展開する方が結果的にその問題の解決につながることも多い。

3）構造化を利用して経験を増やす

質の高い暮らしを考えると，安全で健康的な暮らしが保障され，あたりまえの生活リズムと経験の幅が最大限保障されていることは重要である。しかし，単に多くの活動を日常的に行っていることが質の高い生活を保障することにならない。毎日異なる活動を行うことがとてもストレスになったり，逆に同じことの繰り返しも飽きてしまう場合がある。一人ひとりの生活に対する価値観によってその幅は大きく変化する。自閉症の人たちは基本的な生活習慣がある程度整っていた方が安心して生活できるが，変化や変更が本人にとって理解できるものならば受け入れられる場合もあるし，まったくパターン化された暮らしが良いわけではない。したがって，安心できる生活の枠組みの中で経験の幅を広げ，選択場面や自己決定のチャンスを保障していくことが必要である。

　Yさんの朝食は，嫌いなメニューでも残せずに全て食べていた。自分で好きな物を選んで良いと伝えても，嫌いなものも含めて以前と同じ曜日に同じメニューを決めてしまう。スタッフは，1週間ごとの朝食予定ボードを作り，ランダムに食事を書き入れ，特定の曜日に決まったメニューにならないように配慮した。その際，コーンフレークやパンなどは赤いカードで，サラダやカップスープなどを青いカードで，ハムやソーセージなどは黄色いカードで示し，各色カードの中から1枚ずつ選んで提示した。本人にもこのような手続きを教えることによって，それぞれの色のカードから1種類ずつ選んで自分で好きなメニューをたてられるようになった。本人

にとって「好きな物を選ぶ」という言葉での説明は手がかりになっておらず，選択するということの意味が理解できなかったためにメニューを変更できなかったようである。メニューをカテゴリー別に色分けしてその中から選ぶようにすると，自分で好きな物を選べるようになった例である。

　自閉症の人たちにとって経験の幅を広げたり，選択や自己決定を保障していくことは簡単ではないが，構造化の手段を用いることによって生活をわかりやすく，1つの活動を経験として受け入れることができる。突然予告なしに活動が始まったり，自分のスケジュールとは違う内容の活動を指示されたり，見通しがきかず終りがわからないなど，むやみやたらに様々な活動を行うことは，余計な混乱を増やすだけで意味のある経験として位置づくことは少ない。一人ひとりに応じたわかりやすい配慮があってはじめて，自分の意思を反映できたり，活動を行ったという価値ある体験につながる。

　4）生活の中の動機に着目する

　Rさんは，トイレに行って奇声を上げていることがあった。様子を見ているとトイレットペーパーがなくなるのが不安らしいということが分かった。そこで，トイレにペーパーが3つ分ストックできる箱を用意し，箱の中がなくなったら補充することを教えた。補充をする際，スタッフが買ってくるのではなく，自分で必要と感じた物を自分で買いに行くことができないか検討され，買い物の指示書と支払いのジグを利用して自分で買い物に行けるように手続きを整えた。買い物の活動をわかりやすく示すことと同時に，本人が買いたい物を動機に持つことで楽しみにもなり，自発的にコミュニケーションをとったり活動できる機会が増えた。

　自閉症の人は，その障害の特性ゆえに，日常の生活の中で不安が多く混乱をおこしやすいため，活動を整理し分かりやすく組み立てることで十分動機になることがある。生活の質やあたりまえの暮らしを考えたとき，より積極的な意味を活動に見いだすことができれば主体的な暮らしに近づくと考えられる。新しい活動を行う場合，自らが動機のあるものに着目して

生活の仕組みを伝えていったり，生活に必要な活動の意味を伝えていくことも重要である。自分たちの暮らしがどの様な仕組みで成り立っているか，一人ひとりに分かるように経験の機会を保障し，やらされるのではなく必要性を感じて積極的に活動を行えるように援助を組み立てることも重要である。そういう意味で援助者は，グループホームを利用して暮らさせることではなく，必要な援助を明確にしながら，自分で暮らすことをサポートする姿勢を忘れてはならないだろう。

## 4．地域生活のサポートシステムの構築

　グループホームは，施設に比べて障害者が暮らす資源としては貧弱に見えるかも知れない。しかし，グループホーム単独で全ての暮らしのサポートを行うのではなく，法人のバックアップや地域の資源を活用し，地域での暮らしを支えるシステムを模索する試みでもある。

　そのため，グループホームのスタッフやアシスタント，日中のスタッフや保護者がそれぞれ連絡をとり合い，本人の意志を確認できるプログラムを実施したり，一人ひとりが暮らしやすい生活を検討できるように有機的な連携を心がけている。

　また，グループホームの利点は，地域にある資源を自然に活用しやすいことにある。近隣の主婦がグループホームのハウスキープをしながら地域の中で理解を拡げる窓口になっていたり，食事やレクリエーションなどの利用しやすい資源の情報を提供してくれる。アルバイトとして生活を共にしているアシスタントは，ホーム内の装飾やインテリアなどに若者らしいセンスを披露してくれる。自閉症の人たちの「あたりまえの暮らし」を考えたとき，一般市民の人たちが，自然に彼らの暮らしを支えることも「あたりまえ」であって欲しい。

　地域での暮らしは必ずリスクが伴う，そのリスクをどの様に生活の力に変えていけるかは，様々な機能のバックアップや生活支援システムの成熟度によって大きく変化する。福祉の制度やサービスを活用することもさな

がら，地域で暮らすことを支える身近な資源を作り出すことも重要である。専門家と一般市民が一緒に自閉症のあたりまえの暮らしを考える中で，機能的な地域生活援助システムが構築されることを願ってやまない。

## おわりに

　生活援助の実践は，終りがない。私たちが生涯，精神的にも物理的にも誰かに支えられて生きていくことと同じである。自閉症の人たちは，自分で他人に助けを求め，積極的に社会の中で役割を果たし，自分の楽しみを多くの情報の中から選択し，総合的に自分で生活を組み立てて暮らすことに多くの障害をもっている。これらは，単にグループホームで生活することだけではなく，一生の生活を支えられる具体的なノウハウとバックアップの必要性を指摘している。

　やまびこの里におけるグループホームの実践は，暮らしの息づかいが聞こえる距離感で一緒に生活し，彼ら自身から多くの示唆を与えられたと感じている。自閉症の人たちを，できない人や分からない人としてレッテルを貼るのではなく，多くの力をもっているが発揮するのが苦手な人として受け入れ，地域の中で積極的に異文化交流を積み重ねることが大切であろう。

　この様な生活実績が各地域の特性や個人の生活状況によって数多く積み重ねられ，自閉症の人たちのもっている生活力が十分発揮されたとき，グループホームが地域生活の拠点として中心的な存在になり得る。そして，小集団の生活体であるグループホームの枠を越え，一人ひとりの地域生活を軸にした支援システムの中で重要な役割を担い，本当の意味で自閉症の人たちの暮らしが地域に根づくことを期待したい。

## 第8章　福岡教育大学附属障害児治療教育センターにおける実践
　　　　　——サービスモデルの開発と自閉症児と家族の変化を中心に

納富　恵子

はじめに

　元来，精神科医である筆者が，自閉症児の治療教育に強い関心をもち，TEACCHプログラムを学び，教員養成大学である福岡教育大学障害児教育教員養成課程の学部学生とともに治療教育の実践を開始して7年が経過した。筆者は，1989年に大阪で行われた朝日新聞厚生文化事業団主催の5日間におよぶTEACCHプログラム実践セミナーを西日本各地の様々な専門性をもつ方々とともに受講する機会に恵まれた。その期間中，表1，表2にあげるTEACCHプログラムの原則や自閉症の治療教育に必要な知識と実践的な考え方を学ぶことができた。この実践セミナーでは，ほとんど日本語が話せないメジボフ教授をはじめとするTEACCH部のスタッフが，日本の自閉症の子どもや青年を直接指導し，受講生の目の前で，それぞれにふさわしい課題や教材を準備し，学習が可能な状態に行動を改善した。また，メジボフ教授は，何も語らない自閉症の青年が示す，わずかな姿勢の変化や身体の動きから，彼らが何に怯え，何に困っているのか読み取れるかのように，その場でさりげなく援助を行った。たとえば，多くの人でごったがえすパーティで，輪の中に入れずうろうろしていた青年には，メジボフ教授みずから，いすをはこんできて，「ここにいればいいんだよ」ということを視覚的に教えていた。自閉症という障害の特性に対する深い理解に基づいた支援で青年は落ち着いてパーティに参加できたのである。米国と日本の言語や文化の壁をこえる自閉症という障害の本質とその障害をもって生きる人々への深い理解。このような支援を地域で続けているな

表1　TEACCHプログラムの原則と筆者の理解

① 適応力を向上させる（スキル形成と環境調整）　地域生活スキル形成と周囲の配慮
② 診断と評価に基づいた個別教育プログラム　障害の特性と個人の違いの尊重
③ 親は共同治療者　一貫性を保つ要　意欲ある指導者や擁護者として連携
④ 構造化された教育　自閉症者にわかりやすく安心を保障する指導の枠組み
⑤ 認知理論，行動理論に基づく　現在の自閉症の科学的理解と指導法に基づく
⑥ スキル形成と同時に障害としての限界も認める　障害への理解と共感
⑦ ジェネラリストモデル　自閉症者のしめすあらゆる問題に対応しようと志す徹底した包括的継続的支援

表2　TEACCHプログラム初期実践研修の内容

| ① TEACCHプログラム概要 | ② TEACCHプログラムの原則 |
|---|---|
| ③ 自閉症の特性 | ④ 診断と評価 |
| ⑤ 構造化された指導 | ⑥ 家族との協力 |
| ⑦ コミュニケーション | ⑧ 自立，職業への指導 |
| ⑨ 余暇活動と社会性の指導 | ⑩ 行動マネイジメント |

らば，95％以上の自閉症者が地域で生活できているというノースカロライナ州のTEACCH部の報告も納得できるものと筆者には思えた。

　自閉症とその近縁の発達障害は，広汎な課題を援助者につきつけてくる障害であり，1つの専門性や理論の枠組みのみで理解し対応するのでは不十分であると筆者には思える。現在のところ，自閉症に対しては，医学的には根本的治療はないのならば，適切な教育と支援こそが最も効果的であるといえよう。臨床医であるならば，「自閉症」の診断を下すだけではなく，困難な子育てに挑戦する家族に具体的な子育ての工夫が可能なことを伝えられるようになりたい。また，自閉症の予後に大きく影響すると考えられている学校教育の充実をはかるために，教員の自閉症をはじめとする発達障害への理解を深めたい。そのような想いから，筆者はこれから紹介するサービスを開始することになった。それぞれのサービスの概要と，そのサービスに参加した子どもの変容，および今後の課題について述べる。

## 1．福岡教育大学附属障害児治療教育センター〈行動障害児の治療教育プロジェクト〉における自閉症児と家族への援助

　福岡教育大学は，福岡県の2つの政令指定都市である北九州市と福岡市のほぼ中間に位置する宗像市にある教員養成を主たる使命とする国立大学

第8章　福岡教育大学附属障害児治療教育センターにおける実践　141

表3　福岡教育大学附属障害児治療教育センター
ステップのあゆみ

| | |
|---|---|
| 平成3年 | 準備　4名の自閉症児が参加 |
| 4 | 集団での個別化した教育開始　物理的構造化と親との協力 |
| 5 | PEP-Rの導入，構造化の充実 |
| 6 | TEACCHプログラム研究会主催　福岡セミナー開催 |
| 7 | AAPEPの導入 |
| 8 | センター外での，買物，レクリエーションの開始 |
| 9 | コミュニケーションサンプルの分析を導入 |
| 10 | TEACCH部よりメジボフ教授，アッシュビルTEACCHセンターよりハンドラン先生の来日時にケースについてスーパービジョンを受ける |

である。筆者は，障害児教育講座に属し学部，大学院の講義を担当すると同時に，附属障害児治療教育センター（以下当センターと略す）研究員として，学部，大学院，特殊教育特別専攻科，言語障害教育教員養成課程の学生と協力し，地域の障害児の評価と教育，および，家族の相談にあたってきた。

その対象は，自閉症，学習障害，注意欠陥多動性障害などの障害があり，とくに行動障害が著しい小児である。自閉症に関しては，TEACCHプログラムの原則を表3のような経過で取り入れながら継続してきた。自閉症児の教育に関しては，ステップというニックネームで呼んでいる。以下に，年間事業スケジュール，指導形態と内容，スタッフのトレーニング，構造化の工夫について紹介したい。

## 1．スケジュール

年間および週間のスケジュールは，表4,5に示すとおりである。

前年度からの継続児に関しては，年度末である2月と3月に，1年間の進歩をそれぞれ保護者に報告するとともに，次年度1年間の指導のために，PEP-R，AAPEP，S-M社会生活能力検査，絵画語彙発達検査，コミュニケーションサンプルの分析を行い，次年度の計画をたてている。4月にはセンターの設置目的である，教育，研究，地域サービスという主旨を参加児の保護者に理解していただくために，オリエンテーションを行っている。医療機関でないこと，営利や行政サービスとは目的が異なっていることを

表4　ステップの年間スケジュール

| 前年度 | 2月〜3月 | 新担当者による評価 |
|---|---|---|
| 新年度 | 4月 | 保護者への説明会と契約 |
| | | 新担当者による指導開始 |
| | 5月〜7月 | 前期の指導 |
| | 8月 | 学部3年生企画　夏のお楽しみ会 |
| | | 家庭訪問など |
| | 9月 | ケースによって指導 |
| | 10月 | お休み（教育実習のため） |
| | 11月 | 後期の指導開始 |
| | 12月 | 学部3年生企画　クリスマス会 |
| | 1月 | 新担当への移行期間 |
| | 2月 | 後期の指導終了と保護者への説明 |
| | 2月〜3月 | 新担当者による評価 |

表5　ステップ週間スケジュール

| | | 午後 | | |
|---|---|---|---|---|
| | 火曜日 | 教育相談 | 個別教育 | |
| | 水曜日 | 構造化 | 集団での個別化された指導 | 反省会 |
| | 金曜日 | 個別教育 | 反省会 | |

説明し，学生の教育や研究への協力を依頼し，指導中に記録された写真，ビデオの研究および教育目的での使用の承諾を得ている。スタッフは平成10年4月当時，筆者（精神科医師）と学生，内地留学や研修の現職教員，中国からの留学生（小児科医師）の26名であった。

### 2．形態と内容

サービスの形態は，教育相談，個別評価，個別の教育，集団での個別化された教育の4形態である。（表6）

①教育相談

教育相談の内容は，主に児の行動上の問題に関する，現在の家族の悩みや心配について，対象児の実態，病歴，指導歴，治療歴を分析し整理し，保護者に家庭での自閉症の特性を生かした子育ての工夫について提案を行っている。この内容については，筆者が英国で開催された研究集会 Autism Oxford で発表し公刊されている。

表6 サービス形態とその流れ

教育相談 → 個別評価 → 個別教育 → 集団での個別化された教育
　↓　　　　↓　　　　↓　　　　　　↓
終結・追跡・紹介・待機　　　　　卒業後追跡
コンサルテーション　　　　　　　卒業後紹介
（北九州市 到津ひまわり園など）

紹介先は，医療機関（医学的検査・診察が必要なとき）や
障害児者支援機関

②個別評価と家族への助言

　個別評価では，PEP-R，S-M社会生活能力検査などの結果を，口頭および書面で保護者に説明し，『自閉症児の発達単元267』の課題を中心に紹介し適切な技能を家庭で形成できるように助言を行っている。

③個別の教育

　個別の教育では，それまで行った評価に基づいて，対象児にふさわしい構造化はどのようなものなのか，また，その子どもにとって，どのような種類の教材や教え方が発達レベルや特性に照らして適切なのか，また保護者の希望は何なのかをもとに指導を行う学生と筆者で個別のプログラムを作成し，月に2回程度のペースで指導を行っている。対象児の指導は，事前に指導案をつくり構造化された教育の考え方にもとづいて学生が指導を行う。筆者は学生の指導を行うとともに，保護者と指導の様子を観察し，保護者の疑問に答えるという内容である。

④集団での個別化された教育

　集団での個別化された教育は，主として，前述の①②③をへて，それぞれの参加児の特徴，問題点やふさわしい構造化などがスタッフに把握できる状態になってから，保護者の希望も考慮して導入している。平成10年当時は，4名の自閉症児とコミュニケーションに重い遅れのあった歌舞伎メーキャップ症候群の男児1名からなっている。大学の前期，後期に対応させ，毎週水曜日の午後4時から1時間の指導を行っている。それぞれ，ほぼ10回ずつの指導となる。スタッフの標準的な構成は，主指導者（学部4年）は，指導の責任者として，指導案の作成と実際の勉強とあそびの指導，保護者

と学校担任との協力（情報交換を直接または連絡帳への記載を通じて）を行っている。ビデオ撮影と補助指導（おやつ場面での選択要求の指導）は，来年主指導者となる予定の3年生が行っている。指導案，教材や構造化の工夫など，文書で引き継いでも抜け落ちる部分を，1年間かけて伝えている。筆者と大学院生は，保護者から日常生活の悩みの相談をうけることと，学生への助言を行っている。問題行動の対応に関しては，TEACCHの行動マネイジメントの考え方を取り入れている。おやつの場面で小集団を作ることができ，社会性についての観察や介入が可能なこと，母親もグループをつくりお互いに学びあえるという利点がある。

### 3．スタッフのトレーニング

　福岡教育大学障害児教員養成課程の学部学生の場合，1年で大学の必修の講義として，障害児に関する心理学，教育学，医学について概論を学ぶ。2年で，行動分析や指導法の講義を受講し，半年間の障害児教育に関するグループ研究（たとえば，自閉症児のコミュニケーションの特徴など）を教官の指導のもとで行い，レポートにまとめ発表する。この際，筆者が担当するグループの学生はステップでの指導の定期的見学を行う。その後，スタッフ希望者のみを対象とした独自の学習会をひらき，TEACCHプログラムに関する出版物を指定し，要約をレポートとして提出することを課して，スタッフとして参加が許可される。ほとんどの学生が，障害児者へのボランティア活動の経験者である。

### 4．構造化について（写真1, 2, 3, 4, 5, 6）

　参加している自閉症児それぞれで構造化はさまざまであるが，いくつかの例をあげる。

## 2．子どもの変化と保護者の変化

　それでは，このサービスに参加した子どもと保護者の変化について述べ

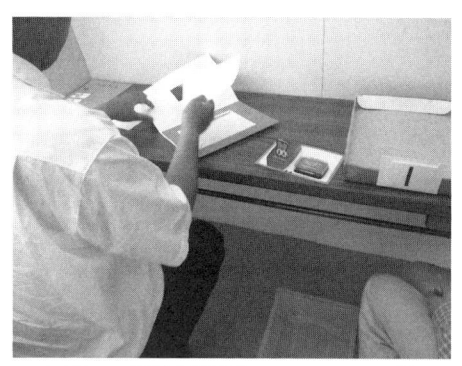

第8章　福岡教育大学附属障害児治療教育センターにおける実践　145

写真1　視覚的構造化・スタンプの課題

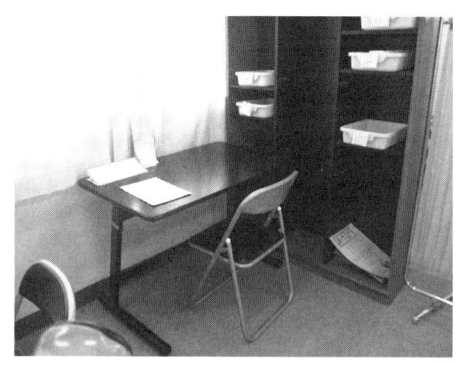

写真2　物理的構造化

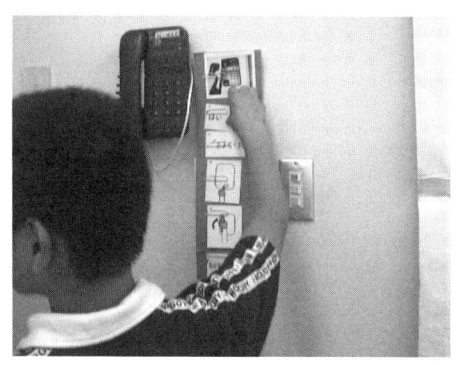

写真3　電話の受け方の指導

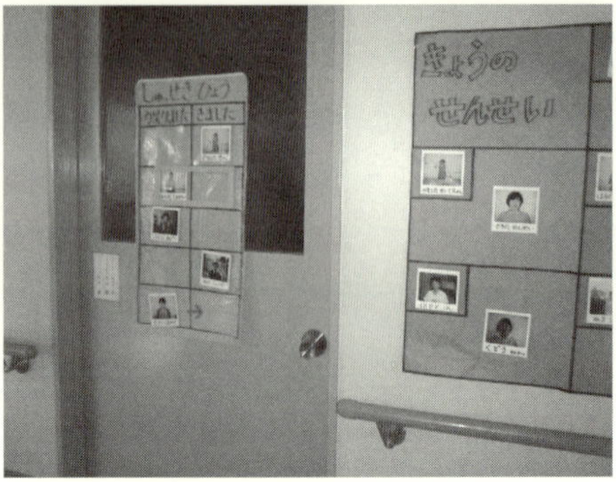

写真4　今日の先生は誰？

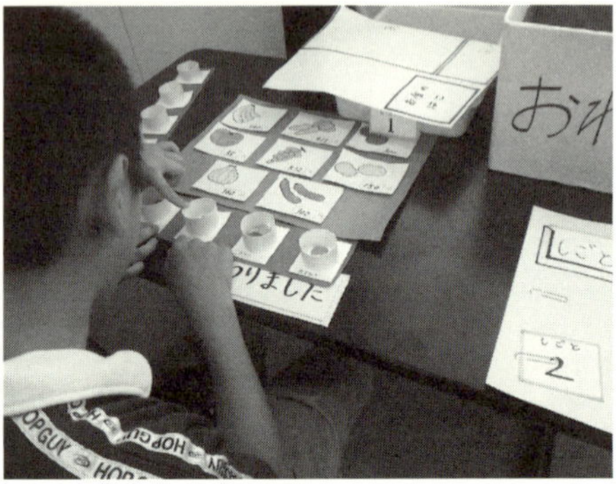

写真5　買い物に必要なお金をそろえる指導

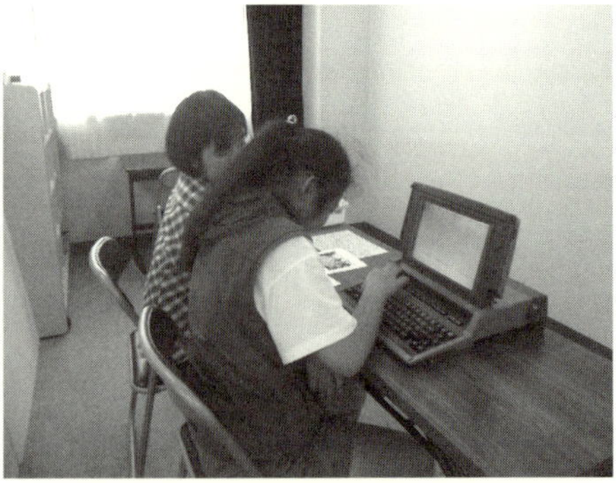

写真6　ワープロを利用した一対一指導

たい。ここでは，個別の教育に参加した，重度の知的障害をあわせもち自傷行為のあった就学前の男児（A君）と，集団での個別の教育によりコミュニケーションに改善のみられた小学校4年の女児（B子さん）を紹介したい。

## 1．事例紹介

A君（この実践は，指導当時内地留学生であった鹿児島県立鹿屋養護学校教諭濱崎明子先生との協力で行った。詳しくは，濱崎，納富（1997）を参照ください。）

1）概要　相談開始時4歳6カ月，重度精神遅滞，自閉症（CARS36.5），幼稚園在籍中。

**相談内容**　治療教育の希望，自傷，奇声が増えてきたことが心配。
**家族構成**　両親，姉，本児。
**生育歴**　胎生期　出産時にも異常なく乳幼児期の運動発達にも遅れはなかった。
**受診歴と相談歴**　呼んでも振り向かず，一人遊びばかりをするために，1歳6カ月ころ耳鼻科を受診・検査の結果，聴力，脳波に異常なし。2歳になっても話さず，指差しもみられなかった。一人遊びが多く，おとなしく，視線もあいにくかった。3歳児健診で，障害児の通園施設を紹介され，週1回母子通園による指導をうけた。このころよりクレーン現象〈母親の手をもって要求を伝えようとする〉がみられはじめた。

障害児受け入れの経験をもつ幼稚園に入園後，また，母親が，発声の練習を開始したころより，自傷や奇声が目立つようになったため，ある医学部附属病院小児科からの紹介で，評価の後，月2回の個別指導が開始された。

発達尺度プロフィール

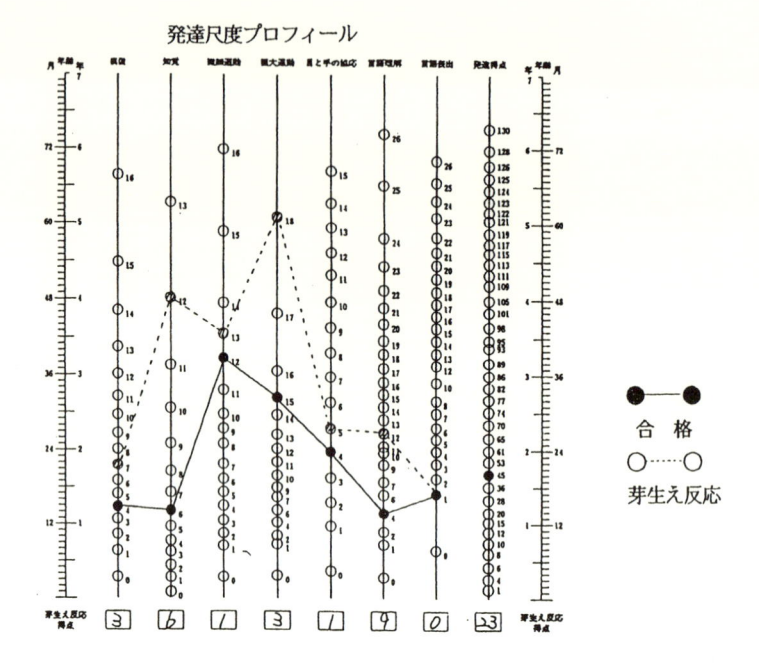

行動尺度プロフィール

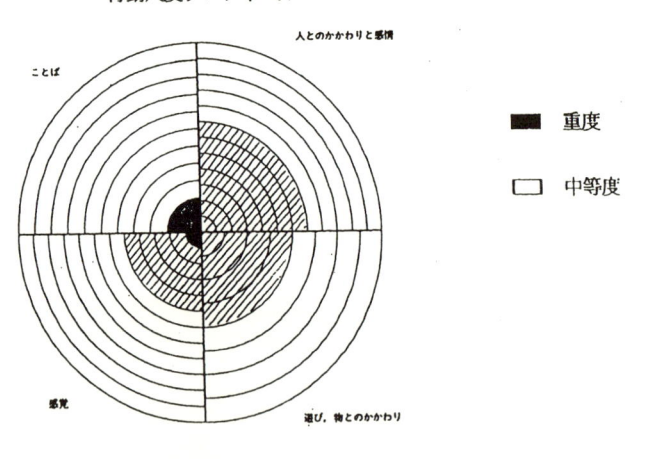

図1　PEP-R(平成8年4月実施)

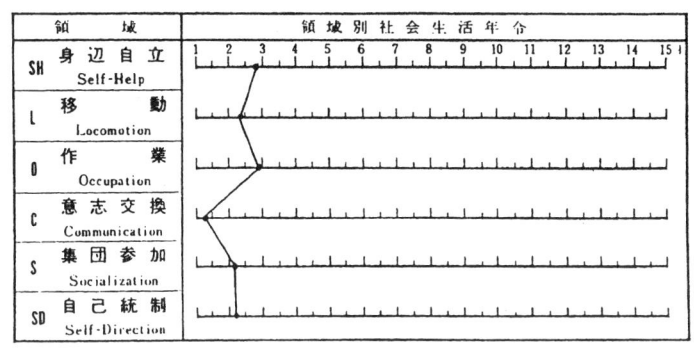

図2　S-M社会生活能力検査（平成8年6月実施）

2）アセスメントと指導の方針

フォーマルなアセスメントとして，PEP-R，CARS，S-M社会生活能力検査を行った。

4歳6カ月におけるPEP-Rの結果を図1に示した。発達が不均衡で，特に模倣，知覚，言語理解，言語表出の領域は低く，合格は1歳，1歳6カ月のレベルである。しかし，めばえ反応が，知覚，粗大運動，言語理解の領域で高く，今後の発達が期待できる。各発達の領域のめばえ反応から，『自閉症児の発達単元267』などを参照し，対象児の興味・関心や保護者の要望を考慮し，指導内容として，簡単な図形や図案のマッチングパズル，ブロック積み，色の弁別，単純な模倣，ボール遊び，バランス運動，物と絵のカードマッチング，簡単な分類，ぬり絵，単純な指示に従うなどが考えられた。またCARS（小児自閉症評定尺度）からは，模倣，言語性コミュニケーションの評点が高く，軽，中度の自閉症と判断された。

S-M社会生活能力検査の結果では，全領域にわたって発達の遅れがみられ，2～3歳の生活年齢であり，とくに意志交換の領域は，1歳程度の社会生活年齢であった（図2）。

母親からの情報として，幼稚園入園後，それまでできていると思っていたことも，教師がすべて手伝ってやっと可能なこと，幼稚園での指導には従えず，混乱していることがわかった。また，家庭では，A君が母親の手をもって要求を伝えるという，一定のコミュニケーションが成立していた。

ところが，母親は，児の祖母から言葉の遅れに関して「言葉を教えないから遅れている」と責められ，発声の模倣訓練を始めた。そのころより，いくつかの有意味語の発話が消え，自傷や奇声が目立ってきた。このような情報から，母親には，アセスメントの結果を詳細に報告し，さらに以下のような助言を行った。言葉の理解と表出ともに重い遅れがあるため，単純な発声訓練はA君には，適していないこと。むしろ，具体的で簡潔な言葉かけや，写真や絵などの視覚的手がかりで理解をうながしていくこと。1日のスケジュールを，ある程度一定にして，身辺処理の習慣化をはかることなどである。

3）指導実践　x年5月から9月までの，合計7回
（1）指導の形態
　指導の流れは，「遊び」（10分）→「勉強」（15分）→「おやつ」（10分）→「散歩」（10分）とした。母親には指導を観察してもらい，指導終了後に指導内容と結果の説明を行い，家庭での様子の報告をうけ相談にのった。
（2）指導方針
・スケジュールに従い，一定時間決められた場所で課題にとりくめるようにすることを半年間の全体目標とした。
・「遊び」の時間には，A君が好きな遊びを指導者と一緒に楽しめることと，簡単なルールに従うことができるようになることを目標にした。
・「勉強」では，ワークシステムは，色合わせのシステムを利用し，終りを理解してもらうため，終了箱を使用した。ご褒美には，おやつの時間におやつがもらえることを意識づけることにした。
・「おやつ」の時間には，お菓子の空き箱をきりぬいた「おやつカード」をつかって，自発的におやつの選択や要求が行えるように設定した。また，手洗いや食器のかたづけ，台ふきなど生活に関連するスキルも絵カードでの手がかりや身体的介助で教えることとした。
（3）指導上の工夫
　遊びの場所にはジュータンを敷き，勉強の机とおやつの机をそれぞれ用

意し活動の場を視覚的に明瞭になるよう区分した。スケジュールは絵で示し，それぞれの活動の場には，スケジュールと同じ絵をはりマッチングの力を利用し自分の判断で移動できるように工夫した。課題は，1課題ごとに1つのトレイにいれ，視覚的に課題の数がわかるように工夫した。教材も，完成品の掲示やジグの活用を行い，言葉での指示は簡潔にした。

（4）指導内容

指導内容については，PEP-Rの芽生え反応のレベルを中心に，保護者の意見も取り入れ　家庭生活にも生かせるような内容を選択した。

・遊び（歌あそび，単純なゲーム，カセットを操作し，すきな歌を聴く）
・勉強（1対1対応，洗濯ばさみの使用，はさみの使用，色や形の弁別，ブロックの組立，実物と絵カードのマッチング，色ぬり）
・おやつ（手洗い，あいさつ，台ふき，お菓子の選択，お菓子やお茶の要求）
・散歩（行き先を写真で確認し，指導者と手をつなぎ歩く）

（5）指導経過とA君の変化

指導開始時のA君は，母親のもとにかけよったり，自分の予測と異なることが起きると頭を叩くなどの行動があり，落ち着いて課題にとりくめなかった。しかし，スケジュール操作を覚えると，スケジュールカードを持って活動の場に移動できるようになり，その活動を一貫して経験することで，

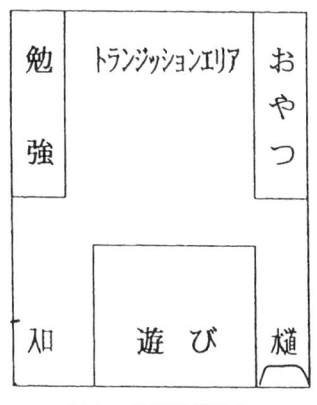

図3　物理的構造化

決められた場所でそれぞれの課題にとりくめるようになった。

「遊び」の時間には、A君の好きなくすぐりや揺さぶりを取り入れた歌あそびを続けるうちに指導者の顔をみつめることが増え、指導者に手を差し伸べて「もう一度して」とでも言うように要求するようになった。

「勉強」の時間には、A君は色の弁別は得意であったので、色による手がかりを与え課題の理解を促した。ワークシステムの色合わせのシステムや終了箱はすぐに理解を示した。微細運動は得意であったので、ペグさしやはさみ、洗濯ばさみなど具体物をつかった課題は、手を添えて教えることですぐに理解し、意欲的に取り組んだ。課題の内容と量が理解できるようになると席を離れることはほとんどなくなった。

「おやつ」の時間には、実物のおやつを2つ示して選択することから、「おやつカード」を手でさわって要求を伝えるようになった。ジュースのタブやお菓子の袋が開けられない場合は、指導者にさしだして援助を求めるようになった。手洗い台ふきは、手順書や色テープで台をくぎることでとりくみやすくなった。

「散歩」の時間は、散歩にさそわれると混乱するということで課題として取り組んだ。散歩は、帰宅と混同して混乱していたので、散歩の行き先（噴水のある広場）を写真でみせ、帰宅のときには車の写真を見せるようにした。このことで混乱はなくなった。最初は不安な様子で母親と手をつないで散歩にでかけていたが、3回目からは指導者と手をつなげるようになった。A君の方から手をつなぐこともみられるようになった。

指導をかさねるうちに、A君は笑顔をみせることが多くなり、自分から、手をたたいて「おしまいにしたい」ことを伝えたり、好みの活動だけでなく苦手な活動であっても、スケジュールを示せばその活動に取り組むことができるようになった。

（6）家庭での母親の工夫とA君の変容

母親は、毎回熱心に指導を観察し、家庭で試みたことを報告した。家庭で取り入れた工夫は、1日のスケジュールを一定にし、着替えや手伝いなどを習慣化する。スケジュールは、絵や具体物で示し、A君に見通しがも

表7　A君の家庭での変容

| | 療育開始前 | 療育開始約5ヵ月後 |
|---|---|---|
| 身辺自立 | ・自分から着替えようとしない。<br>・ボタン掛けができない。 | ・朝や入浴時に，自分で着替えをたんすから出して着替える。<br>・服の前ボタンを掛けられる。 |
| 手伝い | ・食器運びを手伝う。 | ・食器運びと靴下干しを一人でする。 |
| コミュニケーション | ・要求はクレーン現象か具体物を提示して行う。 | ・手を差し出してジェスチャーで欲しい物を要求する。<br>・手伝って欲しいには，視線を合わせて注意を引こうとする。<br>・始めての人にも，手伝って欲しいことを物を示して伝える。 |
| 余暇 | ・一人で取り組める適切な遊びが全く無い。 | ・ブロックを組み立てて一定時間一人で遊ぶ。 |
| 行動上の問題 | ・奇声や自傷行為が見られる。<br>・着席して課題に取り組むことができない。 | ・奇声や自傷が減少し，10分程度であれば着席して課題に取り組む。 |

てるようにする。不必要な言葉かけを省き，具体物を示して，何が要求されているのかをわかりやすくする，などであった。

A君の変化については，表7に示した。

## 2．事例紹介

B子さん（この実践は，当時学部4年生であった宮城亜樹さんを主指導者として行った。詳細は福岡教育大学障害児教育教員養成課程平成9年度卒業論文としてまとめられている。幼児期に構造化された教育を導入後の経過については納富・殿元（1994）が，その発達の急速な伸びについて報告した。）

### 1）概要

相談開始時4歳5カ月。以後，一貫して構造化された指導を行ってきた。今回のコミュニケーションの指導は普通小学校知的障害特殊学級4年在籍時に行った。B子さんは，当センターでの個別評価，個別教育をへて集団での個別化された指導を受けてきた。相談開始時には，エコラリアがほとんどでビネー式知能検査では重度精神遅滞と判断されていた。医療機関に紹介し，児童精神科の医師より自閉症の診断をうけ，以後現在まで筆者ら

が指導を続けている。指導開始後，発達の急速な伸びが認められ，小学校入学後は知能検査で軽度の知的発達の遅れはあるものの，S-M社会生活能力検査からは，身辺自立と作業に関しては，生活年齢10歳相当の力をもっていると思われる。一方，移動，意志交換，集団参加，自己統制についてはほぼ6歳の力であり遅れがみられた。とりわけ，コミュニケーションに関しては，何かを他者にして欲しいときにも「してやろうか」という主客が逆転した不適切な表現や，他の人に待ってほしい時や手伝ってほしい時「まてー」「たすけてー」など叫ぶ激しい表現もみられた。

2）指導の概要と子どもの変化

指導場面のコミュニケーション分析を行い，「勉強」の時間に，「——をかしてください」「まるをつけてください」「できました」など，文脈から推測して本人が表現したい気持ちを，一般理解されやすい，場面や文脈に適した文章表現としてカードに記入し，それを手がかりとして利用し指導を行った。具体的には，不適切な言語表現がみられそうになったときに，カードを指差し，手がかりを与え，適切な言語表現を経験させるという方法を用いた。この指導は15回行われたが，12回ころよりB子さんは，指導がはじまる前に手がかりのカードをじっと見るようになり，15回までに，この3つの表現を，指導者の指差しの手がかりなしに，自分から使おうとするようになった。

## まとめ　今後の課題について

福岡教育大学附属障害児治療教育センターで行ってきたサービスの概略について紹介してきた。大学というさまざまな限界（時間，経済面，スタッフの交替など）のなかで，少しずつサービスの内容を向上させようと努力してきた。多くの過ちもあったが，佐々木正美先生をはじめとする先輩のかたがたに教えていただきながら，その過ちを無駄にしないように実践を続けてきた。また，指導がうまくいかないときにTEACCH部の書箱を読

み返すと,「私たちもこんな過ちをしていた。だから,このように改善していった。」という内容が,随所に発見できた。容易ではない自閉症児者の教育に,果敢に取り組み決してあきらめず教育や支援を洗練させていった人々の知恵と経験にもとづいた文章にどれだけ励まされたかわからない。

　現在,センターでの新しいサービスとして待機児の家族のための学習会や通園施設へのコンサルテーションも試みている。さらに地域サービスの一貫として,TEACCHプログラム研究会福岡支部の保護者部会や職員部会での学習も支援している。今後は,地域のなかに,専門家が自閉症児者と家族への支援に専念できるようなセンターがつくられることを願いつつ,筆者の役割である教育学部での教員養成や現職教員の教育のために,子どもたちや家族の協力を得て努力を継続したいと考えている。

　注)この実践は平成10年度に行なわれた。現在はカリキュラム変更によって,指導の内容,形式が多少変化している。

参考文献
1) 旭出学園教育研究所　日本心理適正研究所(1980)　新版S-M社会能力検査　日本文化科学社
2) 濱崎明子・納富恵子 (1997) TEACCHプログラムのアイディアを用いた個別教育の効果—1事例の検討から—福岡教育大学障害児治療教育センター年報, 10, 37–42.
3) 日本AAPEP研究会 (ショプラー・茨木俊夫) AAPEP教育診断検査　川島書店
　納富恵子 (1992) TEACCHプログラム導入の経験から　福岡教育大学障害児治療教育センター年報, 5, 5–56.
4) 納富恵子・殿元祐子 (1994) 個別評価と構造化を利用した自閉症児への治療教育—1自閉症児への指導例を中心に—福岡教育大学障害児治療教育センター年報, 7, 27–33.
5) 納富恵子 (1997) 自閉症児の担当教師へのコンサルテーション—TEACCHプログラムを参考にして—福岡教育大学障害児治療教育センター年報, 10, 69-73.
6) Notomi,K(2001) Behavior Management of Children with Autism, Educational Approach in Fukuoka University of Education In Richer, J and Coates, S. Ed. Autism The Search for Coherence, Jessica Kingsley Publishers, London and Philadelphia.
7) ショプラー他, 佐々木正美他監訳 (1988) 自閉症児の発達単元267 岩崎学術出版社

## 第9章 家庭と地域（1）
―― NPO法人大阪自閉症支援センターの歩みを振り返って

新澤　伸子

はじめに

　TEACCHの理念からまず私たちが学ぶことは，自閉症を外側から見て，社会の側にあわせて彼らを一方的に矯正していくのではなく，彼らの世界を内側から理解しながら私たちの世界との間に橋渡しをし，彼らが地域社会の中で最大限自立的に意味のある生活ができるように，支援し続けていこうとする姿勢であると思う。私事にはなるが，1983年から1年間，チャペルヒルTEACCHセンターで研修を受けるチャンスに恵まれた。1992年に再訪して，8年ぶりに再会した自閉症の人たちが地域の学校や仕事場で生き生きと学び働き，自尊心をもって生活している姿に，一貫した継続的な援助の成果をまざまざと見せつけられた。この2回の訪問を通して，強く印象づけられたことは，ノースカロライナのTEACCHには，まさに，自閉症の人とその家族への「コミットメント」の精神が脈々と流れていることだった。既成の理論や治療技法の枠組みにはめ込んで自閉症を理解・治療しようとするのではなく，さらに現存する援助システムの枠組みの中でのみサービスを提供しようとするのではない，常に彼らの側に立って理解し続け，代弁し続け，必要なサービスを創り出し続けているのである。おそらくこのTEACCHスピリットとでも言うべきものは，その創設の時期から現在そして未来へと脈々と受け継がれ，プログラムの発展を支えている原動力なのであろう。そのエネルギーが，一人ひとりの自閉症児者を理解するためのユニークな評価法を生み出し，構造化された指導の概念モデルを創り出してきたのだ。さらに，ノースカロライナのTEACCHが，

世界中の他のプログラムの追随を許さないのは、親・専門家・行政が一体となり、自閉症児・者とその家族を生涯にわたって支援するための州立の一貫した支援システムを構築した点であろう。

さて、それではノースカロライナ州のTEACCHプログラムを理想のモデルとしつつ、今の私たちに何ができるのか？　日本でのTEACCHの応用的実践について、ノースカロライナ州のような全州規模での包括的な支援システムのないところで、TEACCHモデルを部分的に取り入れた支援をしても意味はないのではないかという批判もある。第三者であれば、このような評論を下してすましていられるが、当事者にとってはそうはいかない。荒海の向こうに自閉症者の理想の新天地があって「もう20年待てば頑丈な船ができ、50年待てば架け橋ができるでしょう」と言われても、親は50年も待てない。手こぎの小舟に乗ってでもわが子のために繰り出したいのである。そういう当事者の思いが、親の自主サークル「にこちゃんクラブ」を産み出し、大阪TEACCH療育相談室、そしてNPO法人大阪自閉症支援センターへと引き継がれてきたのだ。

本章において、これまでの実践を振り返り、今後の方向性について考察したいと考えている。

## 1．NPO法人大阪自閉症支援センターの歩み

平成5年にNPO法人大阪自閉症支援センターの前身である「にこちゃんクラブ」が産声をあげた。朝日新聞大阪厚生文化事業団主催の「お母さんのための自閉症児療育セミナー」に参加しTEACCHプログラムに強い関心をもったある母親が、数人の仲間を誘い、親の自主運営で活動を始めた。TEACCHに関する本やビデオ等の出版物で自主学習しながら、大阪市内の貸しビルの一室を借りて、わが子に対して自主教室を始めたのである。和歌山大学教授（当時）の田川元康先生に顧問として助言を受け、大学に内地留学中の教員にボランティアで協力を得ながら、自分の子どもの教材を手作りでつくり、試行錯誤の連続で2年間8名の親が協力しあい教室を続

けた。民間の貸しビルの一室を借りての運営は，保護者にとって経済的な負担も大きかった。そんなおり，自閉症協会大阪府支部の支部長の個人的な好意で場所の提供を受けることができ，危機を乗り切ることができた。ところが3年目を迎えるにあたり，このままの形で続けることは，運営面からも厳しく，また，療育内容の面からも専任の指導者による子どもへの直接的な指導や親への助言の必要性が出てきた。

そして，平成7年の5月に，専任の療育スタッフとして私が加わり，名称も「大阪TEACCH療育相談室」として再スタートをきることになった。平成8年には，社団法人日本自閉症協会大阪府支部の事業の一環として活動が認められるようになった。毎年少しずつ規模を拡大し，平成9年度以降は専任療育スタッフ3名，療育児50名の規模で，活動してきた。平成12年12月に，特定非営利活動法人（NPO法人）格を取得，自閉症協会大阪府支部から分離独立した。ここで組織を再編し，「大阪自閉症支援センター」（以下，本文では「支援センター」と記す）として，①自閉症児・者，本人への支援，②自閉症児・者の家族への支援，③自症児・者にかかわりをもつ人々（福祉・教育・医療関係者等）への支援，④地域の人々への啓発，を4つの目的としてあげ，新たな活動展開を図っている。

図1は現在の運営の組織図と各部の主な活動である。「にこちゃんクラブ」から現在に至るまで，運営は自閉症児の保護者が担っている。これまでは，母親たちが運営の中心でがんばってきたが，NPO法人格取得に向けての取り組み，後援会の組織化，ホームページの立ち上げなど，父親たちの運営への積極的な関与が新たな推進力になっている。今後は，福祉・教育・医療関係者からも賛同者を得て，運営への関与や協力を求めていきたい。そして，行政的な支援がぜひともほしいところであるが，現在のところ，行政からの助成金は制度上ほとんど得られず，会員の会費のみが財源の苦しい運営状況になっている。しかし現在，社会福祉の基礎構造改革，NPO法人に対する税制の優遇措置，厚生労働省の自閉症施策など，私たちをとりまく社会情勢も過渡期にきている。これらの変化をキャッチしながら，自閉症児・者とその家族の声を集め，代弁し，「希望の未来」を創っ

第9章　家庭と地域（1）　159

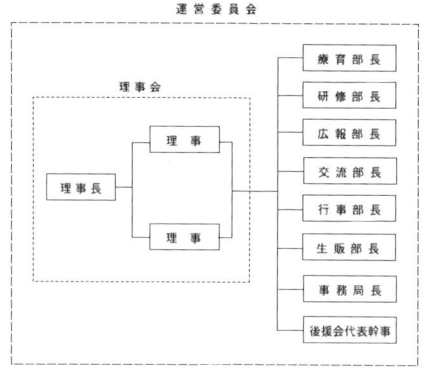

図1　大阪自閉症支援センター組織図

ていける組織でありたいと思う。

## 2．療育・相談のシステム

　療育部では以下の療育方針の下に，療育を行っている。
　1）自閉症児とその家族が，家庭や地域で幸せに暮らせることを支援する。
　2）保護者が自閉症の特性について正しく理解できるように援助する。
　3）一人ひとりの子どもの示す自閉症の特性，発達プロフィール，生活スキルについて評価し，保護者と情報を共有するところから療育を始める。
　4）個別の療育プログラムを保護者と療育スタッフとが共同で立案し，取り組む目標を共有する。
　5）わが子にあわせた支援について保護者が系統的・具体的に学べる機会を提供する。
　6）問題解決のための考え方の枠組みと方法を保護者が習得し，子どものよりよき支援者・代弁者となることをめざす。
　この療育方針に基づく，現行の療育・相談のシステム（図2）について，流れに沿って説明する。

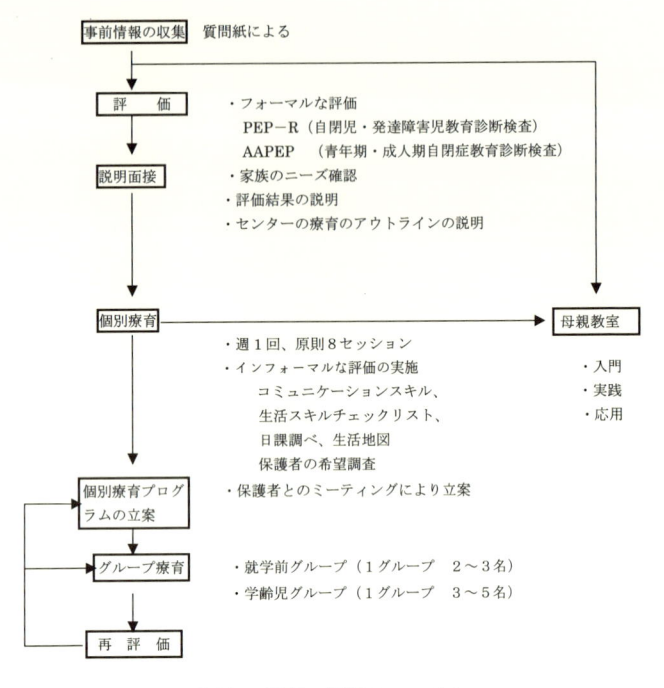

```
事前情報の収集  質問紙による
        ↓
       評価      ・フォーマルな評価
                    PEP-R（自閉児・発達障害児教育診断検査）
                    AAPEP （青年期・成人期自閉症教育診断検査）
      説明面接    ・家族のニーズ確認
                  ・評価結果の説明
                  ・センターの療育のアウトラインの説明
        ↓                                    → 母親教室
      個別療育   ・週1回、原則8セッション
                 ・インフォーマルな評価の実施           ・入門
                    コミュニケーションスキル、            ・実践
                    生活スキルチェックリスト、            ・応用
                    日課調べ、生活地図
                    保護者の希望調査
        ↓
   個別療育プログ ・保護者とのミーティングにより立案
   ラムの立案
        ↓
      グループ療育 ・就学前グループ（1グループ 2～3名）
                    ・学齢児グループ（1グループ 3～5名）
        ↓
      再 評 価
```

図2 療育・相談のシステム

## 1．療育部対象者

　毎年1回，支援センターに家族単位で登録している正会員のうち，就学前児を対象に新規の療育希望者を募集している。応募の保護者を対象に説明会を開き，支援センターの趣旨，保護者の自主運営によって運営されていること等の事前説明を行った上で，定員の枠内で新規の受け入れを行っている。現在，就学前の4歳児から小学校3年生までの自閉症児とその保護者に対して，定期的な療育と保護者対象の研修のサービスを提供している。サービスの質を維持するためには，療育スタッフの人数，場所の問題等のため，新規の受け入れ定員は，年間10数名，継続期間は3年という枠を設定している。

## 2．診断・評価

　療育を開始する前にまず診断と評価を行う。療育を希望するケースのほ

第9章　家庭と地域（1）

とんどが，すでに他の専門の機関で「自閉症」の診断を受けている。診断と前後して，保健所や児童相談所などでの障害幼児対象の早期介入を何らかの形で受け，知的障害児の通園施設や保育所・幼稚園などに通っている子どもがほとんどである。しかしながら，親は子どもとコミュニケーションがとれない，身辺面のしつけができない，子どもが保育所等の集団で不適応を起こしている，かんしゃくやこだわりについて困っている，などの切実な問題を抱え，親としてわが子をどう理解し育てていけばよいかほとんど見通しの立たない状況に置かれている。そのような状況の中で，支援センターに親が期待することは，家庭で親としてできる子どもへの具体的な支援の仕方や自閉症の特性に合わせた療育である。そこで，まず，一人ひとりの子どもに特有の自閉症の特性，発達のプロフィール，さまざまなスキルについての詳細な評価を行い，その子に合わせた個別の療育計画を親とともに立てることから始める。私たちは道に迷ったとき，むやみに歩きまわる前に，まず現在地を知り，目的地に向かうには次の一歩をどちらに向かって踏み出せばよいかを知る必要があるからだ。

　評価の過程では，フォーマル，インフォーマルなさまざまな評価を組み合わせて実施する。支援センターでは，フォーマルな評価として，年少児にはPEP-R（自閉児・発達障害児教育診断検査）を用い，おおむね10歳以上の年長児の場合はAAPEP（青年期成人期自閉症教育診断検査）を用いている。PEP-Rは，個々の子どもの発達プロフィール，行動プロフィールについての詳細な情報を系統的に得るために非常に有効である。発達プロフィールの合格項目や芽生え反応の分析や，行動観察に基づく行動尺度の分析から，その子の強いスキルを見つけだし，動機づけや感覚刺激への反応性を知ることは，療育計画を考える上で非常に役に立つ。継続的に療育を行っている子どもの再評価も，療育計画を見直す上で重要である。

　さらに，日常生活場面の観察に基づくインフォーマルな評価も貴重な情報源である。身辺自立・家事スキル，余暇スキル，地域生活スキル（買い物，交通機関，地域資源の利用等）など日常生活上必要なさまざまなスキルをチェックリストで評価したり，特定のスキルに関して課題分析表を用

表1　課題分析表（記入例）

活動：トイレで排泄する

| 単位行動 | 評価<br>(○△×) | 現在の<br>援助の方法 | 自立のための配慮 |
|---|---|---|---|
| トイレへ行く | ○ | | |
| ドアを開閉する | ○ | | |
| ズボンとパンツをおろす | ○ | | |
| 排泄する | ○ | | |
| ペーパーを適量切る | △ | 言葉かけ | 壁に目印の線を付ける |
| ペーパーで拭く | ○ | | |
| ペーパーを捨てる | ○ | | |
| きれいになるまで拭く | △ | 言葉かけ | 5つ仕切りのある箱にペーパーをセット |
| パンツとズボンを上げる | ○ | | |
| 水を流す | △ | 言葉かけ | タンクに写真の指示書をはる |
| 手を洗う | △ | 言葉かけ | タンクに写真の指示書をはる |
| 手を拭く | △ | 言葉かけ | タンクに写真の指示書をはる |
| ドアを開ける | ○ | | |
| トイレを出る | ○ | | |
| ドアを閉める | ○ | | |

援助の方法：援助なし, 言葉かけ, 身振り（指さし等）, モデル, 視覚的援助, 身体的援助, 全介助

いて評価したりする（表1）。さらに，日課調査や生活地図（図3）などの日常生活環境のアセスメント，家族の希望調査などを行う。

### 3．説明面接

診断・評価の実施後，約1週間をおいて，親に対する説明面接を行う。TEACCHセンターでの説明面接の構成の仕方，配慮点については，シイア（Shea,V.,1984, 1993）が詳説している。説明面接の目的のひとつは親に評価で得られた情報を伝えることだが，その前に子どもの障害について親が今までどのように説明を受けてきたか，子どもの状態について親自身はどのようにとらえているか，またそのことを感情的にはどのように受け止めているかを知っておく必要がある。親にとっては，検査結果の説明の中で，発達年齢といった数値や，言葉と社会性が遅れているというような

第9章　家庭と地域（1）　*163*

子どもの名前　　　　　　　記入年月日　　年　　月　　日
<地域生活編>

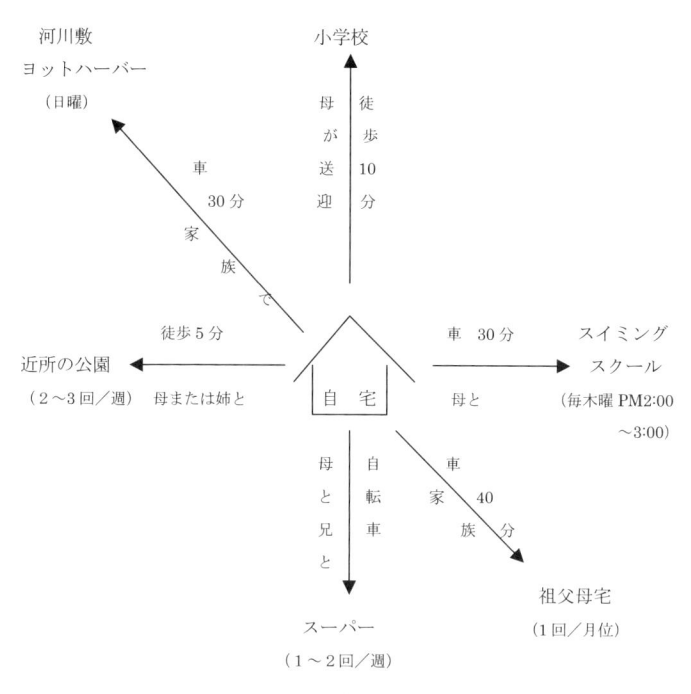

```
        河川敷              小学校
    ヨットハーバー            ↑
       （日曜）           母 徒
         ↖             が 歩
           車           送 10
           30分         迎 分
             家
             族
             で
     徒歩5分              車　30分      スイミング
  近所の公園 ←―――  自 宅  ―――→  スクール
 （2〜3回／週） 母または姉と        母と      （毎木曜PM2:00
                                          〜3:00）
                  母 自 車
                  と 転 家
                  兄 車 族
                  と      40
                          分
                    ↓          ↘
                  スーパー        祖父母宅
                （1〜2回／週）    （1回／月位）
```

図3　生活地図

状態像の説明（なぜかということの説明を抜きにした表面的な説明は，言葉さえ出れば問題がなくなる，という誤解にもつながりがちだ）が，印象に残りがちである。そこで，子どもの評価結果について親に説明する際には，具体的な結果を提示するだけでなく，そこから何が読みとれるか，だから私たちはどういうことに配慮すればいいのか，子どもの可能性がどこから開けていくかという援助の方向性について提示することが重要である。

　図4は自閉症児に典型的なPEP-Rの発達尺度プロフィールである。模倣，言語理解，言語表出が弱く，微細運動，粗大運動，目と手の協応が強いというアンバランスさが顕著に見られる。中には，言語理解能力の方が言語表出能力より弱い場合もある。このようなタイプの子どもは，話せるので人の話すことも同じくらい理解できると誤解され，わかっているのに

やる気がないと思われがちである。本人の理解能力を超えた言語指示は，かんしゃくなどの問題行動につながる場合もある。

　普通私たちは新しい経験を学習する際に，他人の行動を模倣したり，言葉で説明されてあらかじめイメージをもったり，順序立てて問題解決することによって効率よく学習するが，自閉症児はその点が苦手なのである。一方で，視覚的な認知や記憶は得意である。そこで私たちの側が情報を視覚的に整理して与えることで（構造化する），子どもが意味を目で見て確かめ理解できるよう援助する必要がある。

　さらに，発達尺度の項目を細かく分析することによって，その子どもの強みや芽生えているスキル（可能性）が見出される。行動尺度の結果からは，その子どもの感覚反応の特異性や，必要な刺激と不必要な刺激を判別したり，順序立てて課題を遂行する能力，注意の持続性，何に動機づけられるかなど，その子どもの学習のスタイルについての情報が得られる。

　説明面接のもう1つの重要な目的は，親と療育者との信頼関係の第一歩を築くことである。そのためには，「ここでは私が感心をもっていることについての情報が正直に与えられる」「単なるレッテル張りではなく，子どもの将来の可能性とそのための援助について一緒になって真剣に考えて

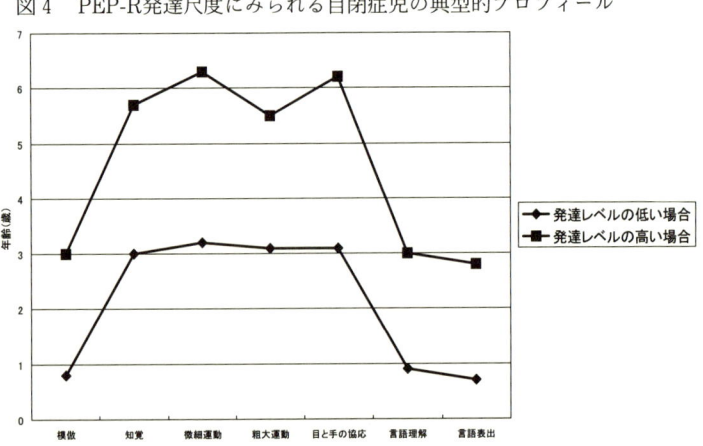

図4　PEP-R発達尺度にみられる自閉症児の典型的プロフィール

もらえる」ということを親が感じられるように面接を進めていく必要がある。

### 4．個別セッション

　診断・評価と説明面接を経て，個別セッションが開始される。個別セッションは，週1回，1時間，継続して約8セッション行う。ここでは，親が実際に療育場面に参加する中で，子どもへの効果的な援助の仕方や，子どもの行動の意味の理解や対処の仕方について，体験的に理解を深めてもらうことをねらっている。ノースカロライナのTEACCHセンターでの，診断評価に引き続くセッション（extended diagnostic）では，親担当と子ども担当の2人のセラピストがペアになって，親の立場，子どもの立場の両方の視点から，1つの家族をサポートするシステムになっている（Schoplerら，1984）。当所では主としてスタッフの人数的な問題で，1人のセラピストが1組の親と子どもの両方を担当せざるを得ない。療育時間中は親とはじっくり話しができないので，連絡ノートのやりとりや親の希望に応じて別の時間を設定して個別面接を行っている。しかし，自閉症の子どもについての相談が中心になり，兄弟姉妹や家族の問題を含めたサポートは，十分行えていないのが現状である。

　個別セッションでは，まず療育者の側はこれまでに得られた情報をもとに，最初のセッションの計画を立て，場面をその子どもに合わせて構造化した中で，直接子どもにかかわる。個別セッションを重ねていく中で，親と療育者との共同療育関係の基礎を築いていく。

### 5．個別療育プログラムの立案と再評価

#### 1）個別療育プログラム決定までの手続き

　個別セッションの終了の時点で，個別療育プログラム決定のための初回のミーティングを親と療育スタッフとの間で行う。学校とも連携がとれ，個別教育プログラム（IEP）の決定に支援センターが参画でき，家庭・学校・支援センターとで共通の指導目標を持つことができればよいが，現在

のところは，家庭と支援センターとの間で個別療育プログラムを決定している。

　実際のミーティングを開くまでに，療育スタッフの側はフォーマル，インフォーマルな評価から得られた情報を分析，統合して，たたき台になる個別療育プログラム案を作成する。親も生活スキルチェックリスト，生活地図，日課調べ，家族の希望調査票などを自分で実際に記録する作業を通して，より客観的に日常生活の中での子どもの実態を把握し，親自身の希望を具体化した上でミーティングに望むことができる。

　もちろん，このような作業を初めてする親にとっては，客観的に子どもを評価すること自体むずかしく，何をどこから始めていいのか目標も漠然としている。後述する母親教室で，日常生活スキルの評価の仕方や目標の絞り方などの学習を重ねたり，わが子についての目標設定，実施，再評価，目標修正のプロセスを繰り返すなどの経験が必要である。日常生活の中で子どもができていると親が判断していたことが，客観的に評価してみると親が声かけや何らかの援助をしないと1人ではできないことに気づくこともある。また，ドアを開けたまま排泄をしたり，入浴後裸のままリビングルームにでてきてうろうろしたりといった小さいときからの習慣が，生活年齢的に不適切なことに，チェックリストの項目を自分で評価してみて初めて気づいたりということもある。

　これらの準備をすることなく漠然とミーティングを行っても，親と療育スタッフとで情報を共有したり，それぞれの視点をうまくかみ合わせて適切な目標を選択するには至らないだろう。これらの一見複雑な作業も，評価のためのチェックリストや，結果を整理するためのワークシート，個別療育プログラムの記入用紙などの共通の書式を用いることで，合理的に手順を進め，誰が見てもわかる形で情報を共有することが可能になる。

　2）目標選択の観点

　目標を選択する際には，次のような観点から優先順位の高い目標を選択する。

　①現在の到達レベルから見て達成可能性が高いか

②機能性があるか──その子どもの日常生活の中で実際に使えるか

③自立性を高めるか──その子どもに完全に1人でさせられることか

④生活年齢に見合っているか

⑤親のニーズは高いか

⑥本人の興味や動機づけはどうか

などである。

　目標の優先性は，その子どもの現在の力だけでなく，生活年齢や親のニーズ，家庭や地域の生活環境によっても異なってくる。個別の評価とそれに基づいた個別化されたプログラム（Individualized Program）から援助を組み立てていくというプロセスは，一見複雑そうに見えるが，きわめて合理的であり，適切な援助を行う上で不可欠なプロセスである。

　3）目標設定，課題の選択，実施，再評価，目標修正のプロセス

　表2に示すのが，個別療育プログラムの一例である。カリキュラム領域については，身辺自立・家事スキル，学習スキル，行動，余暇スキル，コミュニケーション，社会的スキル，地域生活スキルの7領域に分け，それぞれの領域について年間目標と短期目標を立てている。

　これらの短期目標の中からさらにいくつかの目標をしぼり，その目標を実施するための具体的な課題と指導方法を選択する。その際，一人ひとりの子どもの理解レベルや自閉症の特性にあわせて，環境の側を構造化した中で新しいスキルを指導する。療育スタッフは次回の指導案を立てるために毎回記録用紙に課題と達成度，行った援助，子どもの反応について簡潔にコード化して記録する。親も家庭で実施しやすい課題を選んで毎日の家庭生活の中で取り組み，その経過を連絡ノートの記録欄に記録する。子どもの反応を観察し記録をするという作業を通して，子どもにとってむずかしかったり，わかりにくい点が明らかになったり，大人の側の援助の仕方が適切かどうかが判断しやすくなる。実際やってみてうまくいかない場合の多くは，大人の側の課題設定や指導方法の問題であることに気づかされる。指導方法に改善点が見つかった場合は，柔軟に修正を加えていく。

　このような日常的な取り組みとその結果の記録をもとに，半年ごとに個

別療育プログラムの短期目標を再評価し，新たな短期目標を付け加えたりステップバックするなどの修正を行う。評価→目標設定→実施→再評価→目標や指導方法の修正，といったプロセスはダイナミックなものであり，療育者の側の創造性，柔軟性，謙虚さ，が要求される。

表2　個別療育プログラムの例

| 領域 | 年間目標 | 短期目標（6月～9月） | 評価 9/26 |
|---|---|---|---|
| 身辺自立 | 排泄の自立 | 小便を一人でトイレでする | P |
|  |  | 大便を予告する | E |
|  | 簡単な衣服の着脱 | ボタンの着脱 | P |
|  | スプーン・フォークの使用 | スプーンで上手にすくって食べる | E |
| 家事 | 簡単な手伝いの習慣 | 食器を流しに運ぶ | P |
| 学習/職業スキル | 簡単な形・色のマッチング，分類 | 2色分類（ネスティングカップ） | P |
|  | 品物の分類 | 2種類の品物の仕分け（ミニチュア果物） | P |
|  | 手指の巧緻性を高める | スプーンで小さなものをすくう | P |
|  |  | 洗濯バサミをはめる | P |
|  |  | トングで物をつまむ | E |
| 行動管理 | 具体物で示されたスケジュールを理解する | AをしてからBという活動の流れを具体物で示せば理解する | P |
|  | 課題の完了を理解して，完了するまで遂行する | 完了を意識してそれまで課題に取り組む（短い課題） | P |
|  | 自傷行為をコントロールする | 援助があれば不満を身振りで表現する | E |
| 余暇活動 | 室内遊びのレパートリーを広げる | 絵・写真に関心を示す | P |
|  |  | 音の出る玩具であそぶ | E |
|  |  | 玉落としなどの操作性のある玩具で遊ぶ | P |
|  |  | なぐり書き（アクリル板） | P |
|  | 戸外遊びのレパートリーを広げる | プールで水に慣れる | P |
|  |  | こま付き自転車をこぐ | E |
| コミュニケーション | 2つのものからほしいものを選択する | ほしいものをさわって知らせる | P |
|  | ダメの身振りを理解する | ダメの身振りとことばに従う | E |
|  | 拒否を適切な方法で知らせる | いらないものを押し返す（動作で表現） | P |
| 社会的スキル | 人の動作を模倣する | ものの操作の仕方を模倣する | E |
|  | 自分から人を遊びに誘う | トランポリン，シーツブランコなどに人を誘う | P |
|  | 順番の指示に従う | 指示があれば順番を少し待てる | E |
| 地域社会生活スキル | 安全に気をつけて道をあるく | 歩行者・自転車等を自分でよけて歩く | E |
|  |  | 道路に飛び出さない | E |
|  | 道路を安全に横断する | 横断歩道の前で止まる | F |

P＝完全に一人でできる，E＝援助があればできる，F＝全くできない

## 6．グループ療育

　個別療育・個別療育プログラムの立案を経て，療育目標や生活年齢を基準にグループ分けをし，2名から5名のグループ療育を実施している。グループ分けができた時点で，それぞれのグループのメンバーの個別療育計画を基にして，年間のグループ活動計画を立案する。グループ療育と言っても，グループ活動が先に決まっていて，そこに個々の子どもを組み入れるのではなく，あくまで，個別の療育目標の達成を基本にし，グループとして共有できる部分を見つけてグループ活動をプログラムの中に組み入れていく。同じ場所で遊ぶ，おやつの時に他の子どもと席を隣り合って食べる，終わりの会の活動を共有する，といった初歩的なレベルのグループ活動から，グループのメンバーが順番にひとつのものを使う，ルールのあるゲームを子ども同士でする，流れ作業をする，話し合って物事を決める，といったレベルまで，個々のグループの子どもの状況に合わせてグループ活動の目標を設定している。

## 7．母親教室

### 1）目的

　通所による療育と家庭での実践をつなぐためには，親自身が自閉症の特性やわが子に必要な特別のニーズについて系統的に学習し，また家庭で実践する中で生じた疑問点を相談したり，親同士励ましあい刺激しあえる場が必要である。これらの目的のために，開室以来，母親教室を継続してきた。

### 2）プログラム

　プログラムは，TEACCHの初任者研修の内容をモデルにして，自閉症の特性，評価，構造化された指導，コミュニケーション，余暇，問題行動，について，講義と家庭での実践とグループ討議を組み合わせて行う。1年目は講義やVTRによる実践紹介が中心の入門講座に始まり，入門講座の修了者を対象に，実習を含むより実践的な内容の実践講座（2年目），さら

に，応用講座（3年目），を設けている。各講座とも月1回，年間10回シリーズで3年間のプログラムを組み勉強会をつづけてきた。（資料1，2参照）

3）成果と今後の課題

当初は親の負担を考慮して，母親教室への参加はオプションとして考えていた。しかし，子どもに対する療育と母親教室の両方に参加している場合の方が，家庭での実践に取り組みやすく，また成果もあがっているということが，アンケート結果からはっきり出たため，家庭の事情で参加できない場合を除き，原則として母親教室への参加を勧めることにした。

母親教室のもう1つの成果として，ほぼ固定メンバーで数年間ともに学ぶ中で，母親同士のつながりができ，お互いに支え合ったり建設的な意見

資料1．入門講座年間プログラム
＃1　自閉症とは？　内側から見た世界
＃2　子どもにわかりやすく伝える工夫
＃3　身辺自立・お手伝いに挑戦（その1）現状把握
＃4　身辺自立・お手伝いに挑戦（その2）やってみよう
＃5　身辺自立・お手伝いに挑戦（その3）再挑戦
＃6　自発的なコミュニケーションを育てるには（その1）　とらえ方
＃7　自発的なコミュニケーションを育てるには（その2）実践紹介
＃8　行動上の問題の理解と対応（その1）とらえ方
＃9　行動上の問題の理解と対応（その2）原因さがしと対応
＃10　行動上の問題の理解と対応（その3）取り組みを振り返って

資料2．実践講座年間プログラム
＃1　スケジュールの活用（その1）現状把握とわが子に合わせた工夫
＃2　スケジュールの活用（その2）取り組みを振り返って
＃3　身辺自立・お手伝いに挑戦（その1）目標設定と実施の準備
＃4　スケジュール・身辺自立・お手伝いの実践報告
＃5　自発的コミュニケーション（その1）コミュニケーション・サンプルをとろう
＃6　自発的コミュニケーション（その2）目標設定と環境側の工夫
＃7　自発的コミュニケーション（その3）取り組みを振り返って
＃8　行動上の問題の理解と対応（その1）問題解決的アプローチ
＃9　行動上の問題の理解と対応（その2）観察記録をもとに原因を探ろう
＃10　行動上の問題の理解と対応（その3）取り組みを振り返って

第9章　家庭と地域（1）　171

交換のしあえる関係ができてきたことがあげられる。

　当初は療育児の親を対象に，より理解を深める目的で行われてきた母親教室であるが，療育待機者が増えたため，平成10年度から，支援センターで個別の評価や療育を受けていない子どもの親に対しても，受講の枠を広げた。療育待機中に母親教室を受講した場合，療育開始時に家庭での実践に移すことが比較的スムーズであった。しかし一方，母親教室の受講のみで，個別の評価や療育を実際に支援センターで受ける機会の得られない場合，親が家庭で自分の力で応用し実践するのは非常にむずかしいという実態も見えてきた。家庭で何をどのように教えるかは，一人ひとり違ってくるので，他の子どもや家庭でうまくいった方法がわが子にうまく合うとは限らない。個別の評価から個別療育プログラムの立案のプロセスを親と共同で行うことと，家庭でやってみてうまくいかないときに親が相談できる場が提供できるかが，家庭療育を支える上で重要であることが示唆された。

## 3．地域社会の中で

### 1．地域での過ごし方，楽しみ方を身につける

　センターでの療育の最終目標は，自閉症の人が地域社会の中でより豊かに幸せに暮らせることである。学校を卒業して大人になってから地域社会にでるというのではなくて，5歳児には5歳児なりの，10歳児には10歳児なりの地域での過ごし方，楽しみ方があるはずだ。ところが現実問題として，バスや電車の利用，病院の受診，商店街やスーパーでの買い物，レストランや遊園地など，様々な場面で自閉症児は混乱しやすく，こだわりやパニックなどの行動につながりがちだ。地域の人から親のしつけが悪いと誤解されたり敬遠されたりということがあったり，地域の子ども対象のスポーツ教室やレクリエーションの会等でも集団行動がとれないので参加が難しくなってくる。その結果，外出の機会や外出先が限られてしまいがちだ。

　支援センターでは，グループ療育の中で，地域での活動を計画的に取り入れている。道を安全に歩く練習，信号に従って道路を横断する練習，買

い物や交通機関の利用，公衆トイレの利用マナー，公営プール，ボーリング場，飲食店，美容院の利用など，地域の社会資源を利用するスキルや適切な行動の獲得，余暇活動の機会を広げることを目標にしている。

　まず，それぞれの活動に必要なスキルの分析と子どもの現在のスキルレベルを評価し，子どもが混乱せず自立して活動できるように，＜目で見てわかる＞スケジュールや指示書などを事前に準備する。前述の母親教室応用講座では，実際に母親たちが療育スタッフといっしょに地域に出かけていって，店や施設の人と交渉し写真をとらせてもらい，わが子にあわせたスケジュールや手順カードを作成する（写真1,2,3はその具体例）。

　そして，実際に療育の時間に地域にでかけ，子どもがどの程度自立的に活動できるか，どこで混乱したかを観察評価し，スケジュールや手順書をよりわかりやすく使いやすいものに修正する。

　子どもたちが成功体験を重ね自信をもつことが重要であるので，教室内での買い物練習から始めて，近所のコンビニへ，それから大型スーパーへ，また，室内ボーリングセットでの練習から始めて，障害者スポーツセンターのボーリング場へ，そして地域のボーリング場へと，段階を踏んで地域での活動の幅を広げるようにしている。

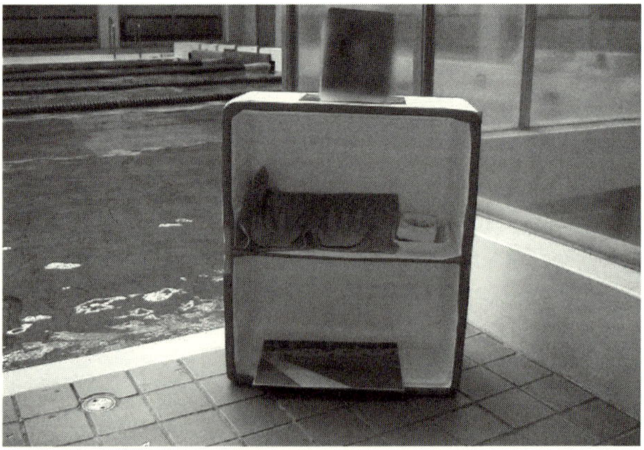

写真1　具体物・写真によるプールでのスケジュールの例

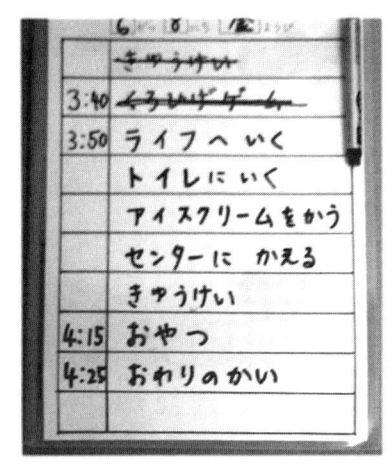

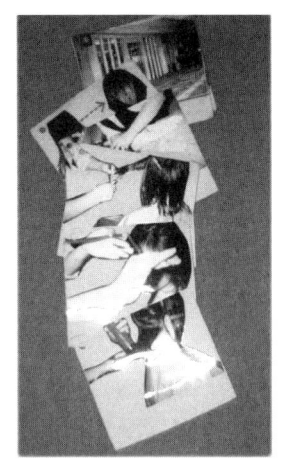

写真2　単語・文章表示による　　写真3　写真による手順書の例
　　　　スケジュールの例　　　　　　　　　（美容院の利用の手順）

## 2．地域の人たちに対して

　スケジュールのファイルやコミュニケーションカードを片手に，地域に出かけていく取り組みを続ける中で，地域の人たちの反応は思ったより協力的，好意的であった。具体的にこんなふうな支援があれば自閉症の人たちは混乱しないのだということを，地域の人たちも実際に見てはじめて理解できるのだろう。「車椅子に乗って街に出よう」というキャッチフレーズに習って，「スケジュールファイルやコミュニケーションカードを持って街に出よう」という訳である。　写真や絵カードを使うことに対して，「そんな物を使っていても，一般の社会では通用しない」という批判を受けることがあるが，それは言葉を自由に理解したり表現できる多数派の人間の論理のように思える。「車椅子は地域では通用しないから，歩く訓練をしなさい」などと今時いう人はいないはずである。たしかに昔は車椅子にのって出かけるにはとても不便な街だったと思う。それでも堂々と胸を張って車椅子で地域に出かけ，こういう点が不便だということを社会の側に訴えていくことで，社会の側もエレベーターやトイレなどの設備の改善が進んだのではないだろうか。街で写真カードの束を持っている人を見か

けたら,「自閉症の人ががんばっているんだな」と温かい目で見守り,彼らが困ったときにさりげなく援助できるようなそんな世の中になることを願いつつ,これからも街に出かけていこうと思っている。

## 4. 今後の課題

大阪自閉症支援センターのこれまでの実践の中で,TEACCHモデルに基づいて,親と専門家との協力関係のもとに,個別の評価を行い,子どもに合わせた療育プログラムを立て,環境の側を子どもの特別なニーズにあわせて構造化し,生活支援を行っていくことについては成果が見られた。

しかし,ノースカロライナ州のような行政も巻き込んだ包括的な援助システムのない中では,親が共同治療者としての役割をとるだけでは,子どもの生活全体の支援をしていくことはむずかしい。親や自閉症児以外の兄弟姉妹の生活も含めて,家族全体を支援するようなサポート体制(ベビーシッターや兄弟姉妹のためのプログラム,レスパイトケアやホームヘルパー,ガイドヘルパーなどの利用制度)は,年少期にもぜひ必要である。

また,学校教育において自閉症の障害理解と個々の子どもの特性理解に基づく教育が,一貫性をもって行われるようなシステムづくりと教員の研修が望まれる。現在のところ,支援センターと学校組織との直接的な連携はできていない。そんな中ではあるが,保護者の仲介により,療育児の学校や園の担任の半数近くは,実際に子どもの療育場面の見学に来てくれ,情報交換をすることができた。積極的に学校でも構造化された教育を取り入れ,家庭と学校とで一貫性をもった取り組みを継続している事例では,より着実な成果が出てきている。

現在のところ,自閉症のための独自の法律や制度がないため,わが国の自閉症政策は大きく遅れている。保健所や児童相談所等の機関でも,自閉症児・者の実数や実態について,ほとんどデータがない。公的機関で現在提供されている自閉症専門の療育・相談の窓口と受け入れ人数は全く不足している。数名の親のサークル活動から始まったこの支援センターにすら,

療育・相談の場を求めて来る親や関係者は後を絶たない。最もニーズを感じている親たちが創設し，運営しているのが現在の支援センターであるが，現在の運営形態では提供できるサービスにも限界がある。生涯にわたる支援を行っていくためには，ノースカロライナ州のような制度による保障が，ぜひとも必要である。しかし，誰かが何とかしてくれるのを待つのではなく，当事者としての問題意識は常にもちつつ，行政や地域に対してわが子たちの代弁者としての働きかけを行っていきたいと考えている。

参考図書
1）E．ショプラー編著　田川元康監訳（1987）「自閉症児と家族」　黎明書房
2）E．ショプラー他編著　伊藤英夫監訳（1996）「幼児期の自閉症―発達と診断および指導法―」　学苑社
3）L.R.ワトソン，C.ロード，B.シェーファー著，E.ショプラー著　佐々木正美／青山均監訳（1995）「自閉症のコミュニケーション指導法」　岩崎学術出版社
4）新澤伸子，中谷正恵(1999)「子どもたちへの理解と援助について」TEACCHプログラムの理解と実践―自閉症児・者への支援活動のための研修会講演録，大阪TEACCH養育相談室）
5）新澤伸子（1999）「はじめの一歩―自閉症の子どもたち，幼児期からの療育と援助―」VISUALメッセージライブラリー6　社会福祉法人　横浜やまびこの里

# 第10章　家庭と地域（２）
## ——クリニックから

幸田　栄

## はじめに

　クリニックの場面は，家庭や学校・園と違って，子どもの生活とかけ離れた場所として存在する。子どもの生活に役に立つ療育を考えると，家族や学校・園との連携は欠かせない。特に家族は，子どもの生活情報を最ももっており，子育ての中で，その子にとっては，一番の専門家なのである。

## 1．来所時に子どもを評価する

　子どもの指導目標を決めていくためには，子どもの情報を集めることが大切な役割を果たす。子どもの発達や今までに獲得されてきたスキルの程度を知ることはもちろん，彼らがどこでどんな活動をしているのかとか，周囲の人がどんなことを期待しているのかなど，子どもをめぐるさまざまな環境要因もこれに含まれる。

### 1．標準化された検査を通して，子どもの発達や得意・不得意を知る
　知能検査やPEP-Rなどの標準化された検査は，短時間で子どものおおまかな発達の情報を与えてくれる。さらに下位項目を分析すれば，その子どものもつ認知の特性（模倣の困難さ，言語に比べ視覚的な情報処理が得意であること，理解が苦手であることなど）を教えてくれるかもしれない。PEPは，子どもの得意・不得意や自閉症の特性を明確にし，子どもの課題の最初の手がかりを与えてくれるように構成されている。

## 2. 構造化された場面を構成し，どのような配慮が必要か検討する

　子どもが来所した時には，年齢やその他の情報から想定して，セッションの構造を作って迎えるようにしている。すなわち，遊びや課題の場所を設定し，物の置き場など子どもに合わせて設定する（図1）。1時間程度ではあっても，スケジュールを組みたてる。すなわち，低年齢児や短時間で目先が変わった方が適切な子には，「遊び（3分）・勉強（8分）・遊び（5分）・勉強（5分）・遊び（5分）・勉強（5分）・遊び（20分。母親と面談）」のような小刻みのスケジュールから開始する。課題への持続力が長くなるにつれて，勉強の時間が長くなり，2セッションになった

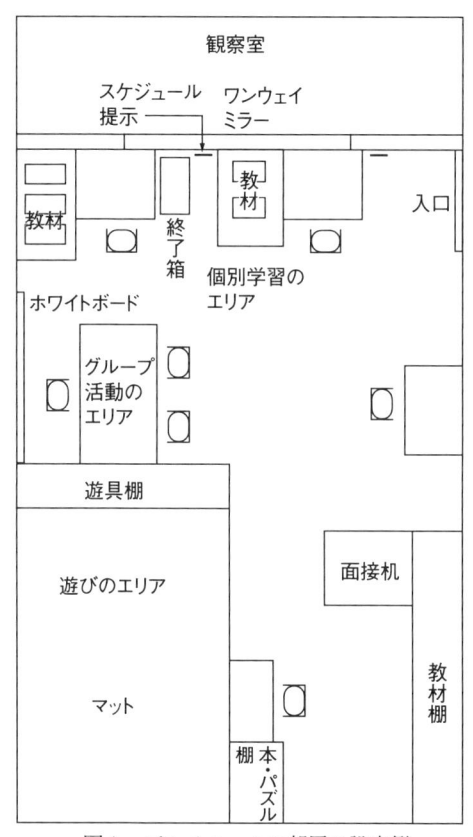

図1　プレイルームの部屋の設定例

り，50分通しで課題をやって，その後休憩するといったスケジュールに変わっていく。また，子どものニーズに合わせて，買い物・外での活動・家事・食べる活動など，活動の数や場面を増やす。人との活動が重視されるケースでは，小グループでの指導を行い，個別の場面とグループ活動の場面を設定する。さらに，子どもの理解に合わせ，文字・絵・品物などでスケジュールの伝達方法を考える。ついで個別の課題とワークシステムを構成する。来所時に子どもの理解や自立の程度を観察し，構造の程度を調整する。その後も，子どもの進歩や状態に合わせ，変容させる。

　残念ながら，日本ではクリニックで構造を設定しても，構造化の概念が園や学校場面で実際に使われていく確率は低い。しかし，家族にその意味ややり方を伝達して，家庭生活に応用してもらったり，家族が学校に子どもの対応を伝えていく上での参考になる利点はある。もちろん，専門家がこの概念を広めていく，責任は大きい。

### 3．課題や遊びなど，来所時の活動を通して，コミュニケーション・遊び・職業　前技能・身辺自立や家事などの習熟や好みを知る。

　勉強の時間には，自立的な場面（自習）と1対1の場面を設定する。自習は，子どもの今の能力でできる課題を設定し，ワークシステムを用いて，1人で複数の課題を達成することを目標にする。1対1の場面では，新しい課題や，やり取りが目標になるような課題を設定する。課題の領域は，組み立て・分解・道具の使用，パッケージング，分類・マッチング，実用的な教科，事務作業，身辺自立・家事，レジャーなどからなる。

　休み時間の観察は，非構造的な場面での子どもの様子を教えてくれる。また，来所時の持ち物の置き方，トイレや手を洗うなどの活動は，その人の身辺自立の技能評価や教授の場面となる。

　表1に，重度の精神発達遅滞を伴う就学前の自閉症児の，ある日の活動を示した。同年齢の仲間と2人のグループで実施。

表1　来所時の記録

年齢：6歳
診断：自閉症・重度精神発達遅滞
来所日：H10年3月4日
氏名：タカシ
写真によるスケジュール
左から右へのワークシステム

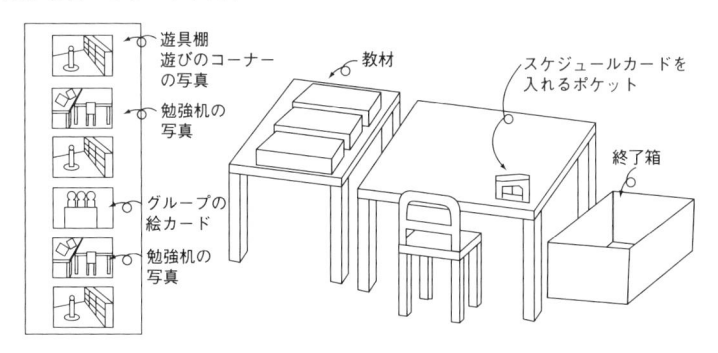

遊具棚遊びのコーナーの写真
勉強机の写真
グループの絵カード
勉強机の写真

教材
スケジュールカードを入れるポケット
終了箱

遊び：TVマガジンを見る。指差しして，名称を言ってもらいたがる。
　　　ままごとミニチュアの食べ物。皿に食べ物を入れて1列に並べる。

1対1の勉強：
1）数のジグを用いたポーカーチップの袋詰（1〜5までの数で）
　　成績：6/8

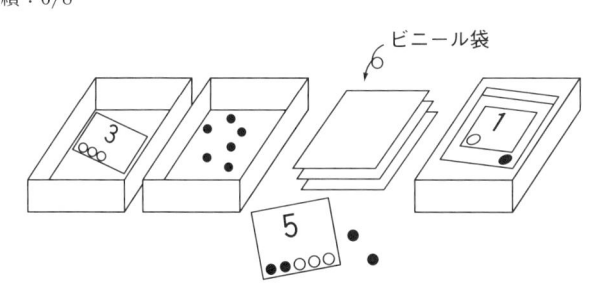

ビニール袋

2）絵カード選択・絵カードの命名　成績：11／12, 1／12

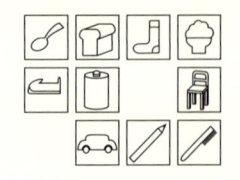

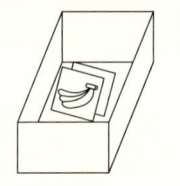

3）20ピース市販パズル（乗り物）成績：14／20

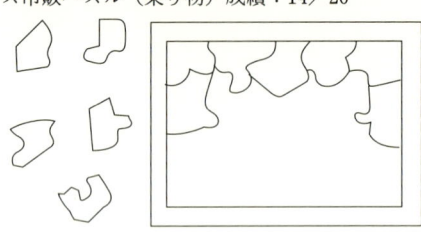

遊び：ＴＶマガジンを見る

グループ（2人）活動：
1）型はめ（9種）：あらかじめ2つに分けて切片提示。ボードを大人が交互に子どもの前に提示。1個ずつ順番に入れる。
型はめの技術＋
他児がやるのに怒り、近くの物を投げる
怒りながらも、指示されれば
いれるのは可能

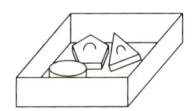

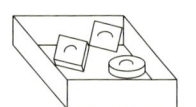

2）靴下をせんたくばさみにとめる　成績：4／6
終了後着席に軽い指示必要
カゴにいれて指示された靴下やハンドタオルをせんたくばさみに留める。
3）ペグボードさし
　（6色×4本，色弁別で。
　2人でボートを共有）

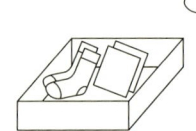

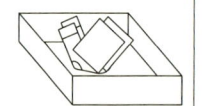

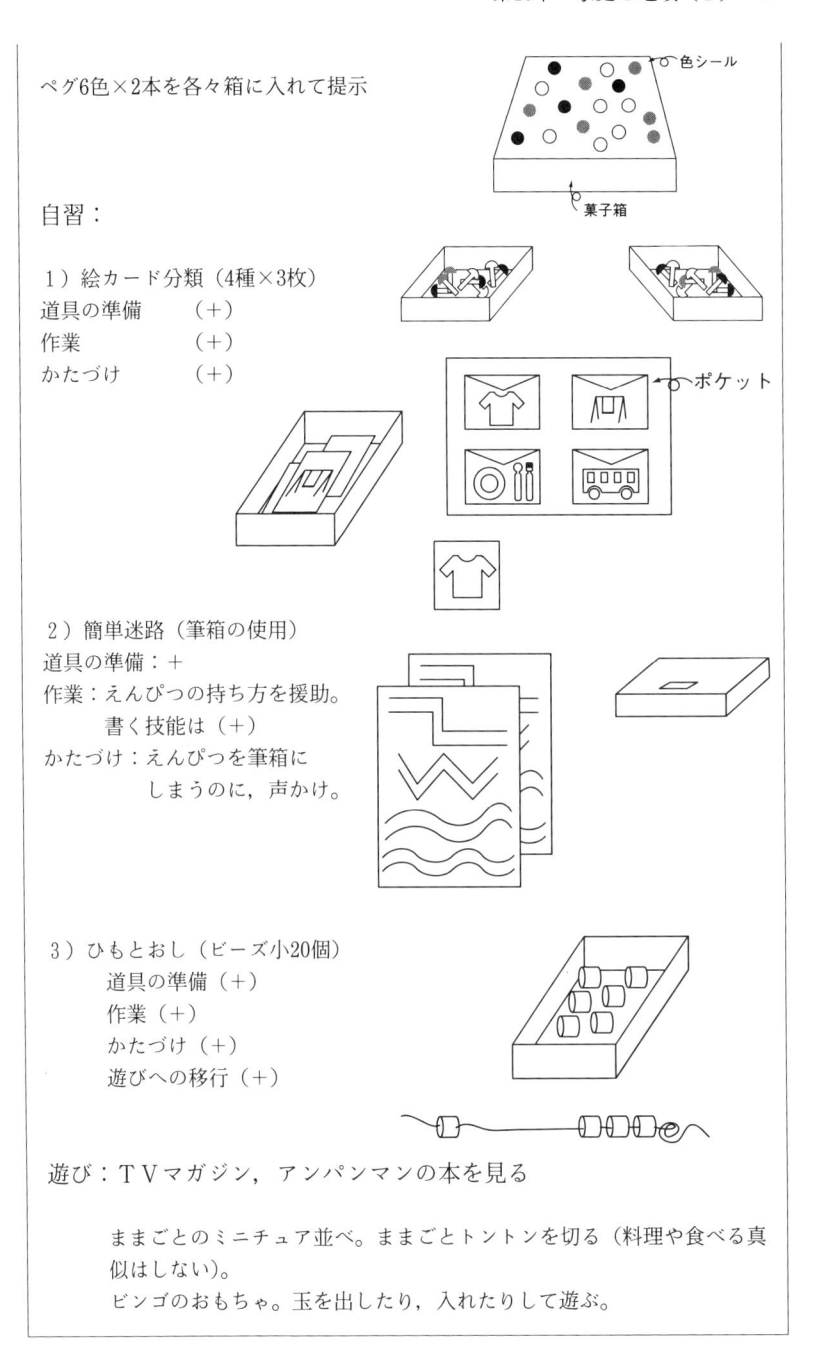

ペグ6色×2本を各々箱に入れて提示　　　　　　　　　←色シール

　　　　　　　　　　　　　　　　　　　　　←菓子箱

自習：

1）絵カード分類（4種×3枚）
道具の準備　　（＋）
作業　　　　　（＋）
かたづけ　　　（＋）

　　　　　　　　　　　　　　　　　←ポケット

2）簡単迷路（筆箱の使用）
道具の準備：＋
作業：えんぴつの持ち方を援助。
　　　書く技能は（＋）
かたづけ：えんぴつを筆箱に
　　　　　しまうのに，声かけ。

3）ひもとおし（ビーズ小20個）
　　道具の準備（＋）
　　作業（＋）
　　かたづけ（＋）
　　遊びへの移行（＋）

遊び：ＴＶマガジン，アンパンマンの本を見る

　　ままごとのミニチュア並べ。ままごとトントンを切る（料理や食べる真似はしない）。
　　ビンゴのおもちゃ。玉を出したり，入れたりして遊ぶ。

### 4．家族を評価に巻き込む

　来所時の評価は，時間的にも短く，特にクリニックでは，子どもの生活とは切り離された場面になりがちである。そこで，子どもは生活の場で，実際にどの程度のことを実行しているのかという情報収集が，別に必要である。家族への問診から情報を得るとともに，必要なら，家族に客観的なデータの取り方を伝え，実施してきてもらうこともある。

　たとえば，表2は，子どもの好みの調査表である。これは，好みの情報を知るとともに，選択のコミュニケーションの評価でもある。事前に，家族と子どもの好みやコミュニケーションのやり方について話し合いをもつ。食べ物で選択させるのか，活動の選択を行うのか，どんな活動で実行するのかなどを特定する。また，言葉によるコミュニケーションが難しいなら，物や絵カードを用いるなど，その子どもに合わせて，やり方を決める。そして，家庭で家族に実施してもらう。

表2　ワークシート：子どもの好みの調査

---

□　好みの調査・選択

　前回の，ワークシートで，お子さんが好きな活動や品物（食べ物）を記入してもらいました。もう一度確認してみます。

【好みの活動】　好きなおもちゃ（コイン・積木など）を1列に並べる。絵本。押入れの中。外遊び。プール。

【好みの品物】　アイスクリーム。フライドポテト。チャーハン。スパゲティ。カレー。お好み焼き。から揚げ。ロールパン。お茶。ジュース。ヨーグルト。

今回は，お子さんが好み活動や品物をどのように選択するかを調査します。具体的な目標としては：
1）複数提示された好みの品物（活動）のうち1つを選ぶことができる。
2）選んだ品物（活動）はその時の好みを反映している。
3）好みの品物はどんな方法で提示すればお子さんは理解してくれるか。
　　例；言葉で，文字で，絵で，写真で，実物で

□　指導手続き

| いつ<br>（文脈） | どんな方法<br>（形態） | 何　を<br>（好みの対象） | 子どもの反応 | 備考 |
|---|---|---|---|---|
| おやつの前 | 実物 | アイスクリーム，ヨーグルト | 品物をとる／言葉でいう | |
| | 絵カード | ジュース，お茶 | カードをとる／言葉でいう | |
| | 言葉 | | 言葉でいう | |
| 出かける前 | 写真＋言葉 | ブランコの公園<br>アスレチックの公園 | カードをとる／言葉でいう | |
| | マークカード＋言葉 | フジスーパー<br>サティ | 〃 | |

□　記録方法
日付　形態　　　　　何を　　　　　　　子どもの反応
5.24　実物　　　　　アイス・ヨーグルト　アイスをとる
5.25　マークカード　フジスーパー，サティ　両方重ねる
　　　　　　　　　　　　　　　　　　　　よくわからない。

□　実施回数
日に1～2回。週の半分以上実施。

## 2．家族のニーズを調査する

### 1．家族が子どもにやって欲しいと思っていること

　家族は，子どもの毎日の生活で必要としている活動や技能についての情報を一番たくさんもっている。また，家族自身が興味のある活動でないと，なかなか家庭で教えるのは困難だし，家庭で実行可能な活動でないと，維持しない。家族にどんな活動をできる様になって欲しいか聞いたり，こちらが提供できる活動を提示して，実行するものを選んでもらう。

### 2．困っていること

　マンションの4階のベランダの柵に登る，自分の頭を壁に打ち付ける，2階の窓から隣の家に向かって水をまく，よそのマンションのエレベー

ボタンを押してしまうなど，危険であったり，他者を巻き込む行動は，制止しようとする家族のエネルギーを使い果たす。幼稚園のホールに入れようとすると泣き騒ぐ，授業中に教室から出ていってしまうなど教育を妨げる行動は，教師を困惑させる。彼らの行動を止めるために，叱るなどの，通常の躾をしようとしても，しばしばうまく行かない。こうした行動を軽減させるためには，行動の背後にある自閉症特有の認知の特性を知っておく必要がある（感覚の過敏・因果関係の理解の不足・時間の見通しがつかめないなど）。同時に，その行動を起こしている要因（騒音・スケジュールの変更・わからない指示など）を推測したり，その行動を起こした結果どうなっているのか（場面の回避ができた・人の注目を得たなど）などを分析し，対処方法のアイディアを出し合っていく。時には，子どもの行動を変えようとするのではなく，周囲の大人の価値観をかえたり，大人のストレス軽減策を考えることが対処方法になる場合もある。多くの場合，問題行動の対処には，大人の行動を変更する必要があり，それはかなり努力を要するものである。また解決までにはしばしば時間がかかる。そのため，家族が情報を集め，実施を決心すること，専門家が連絡をとり，家族をサポートしていくことが必要になる。

### 3．地域や生活の情報

　子どもたちの目標を探していく時，あるいは教え方を決定していく上で，その子がどこでどんな活動をしているのかを知ることが，必要になってくる。たとえば，家庭の中に，課題をやる時間を設定するとしよう。教え手である母親が余裕の持てる時間，当人がＴＶなど他の活動で妨害されない時間，その間兄弟は何をしているかなど，時間や場所を決める上で，生活の情報が必要になってくる。これは，身辺自立・家事・レジャーなど，いろいろな分野の活動を目標とする上でもいえる。ある子どもに，信号の渡りかたを教えるとしたら，登校の途中を目標にするのか，ジュースを買いに行くなど，その子の興味のある活動の中で教えるのかなどの選択が必要である。買い物を教えるのであれば，家の近くの利用できる商店はスーパー

なのか，コンビニなのか，個人商店なのかといった情報が必要になる。

### 4．福祉や生活上のニーズ

　療育の目標は，生活で必要とされるあらゆる活動や技能が対象となる。一方，多くの対処が難しく，永続的な問題を抱えた子どもたちの家族を支援していくためには，単に子どもたちにアプローチするだけではすまないことも多い。30分と目が離せない子どもの夏休みの過ごし方，レスパイト，兄弟への対応など家族だけでは，手に余る場合もある。地域で利用できる場所や福祉サービスの使い方を家族に伝えたり，ボランティアへのアクセスの仕方などの情報を伝えたり，仲介を取ったりも必要になる。園や学校へ，子どもの情報を伝えたり，集団場面で実行可能な提案を求められることもある。また，医療の必要なケースも多い。そこで，専門家と言われる人たちは，自閉症にかかわるいろいろな分野の知識が求められる。また，単に機関を紹介するのではなく，信頼できる個人を紹介できるだけの自身のネットワークが必要となる。

### 5．情緒的なサポート

　自閉症の特性の1つが，社会性の障害である。彼らは，人とのコミュニケーションや共感性に障害をもつ。そのために，家族は，子どもと心暖まる時間をもつことが難しい。爪を切るなどのごく日常的な活動にも，その過敏さゆえに大きな抵抗を示したり，医者や床屋に行くなどの地域の利用が大変だったりと，家族は生活のあらゆる場面で混乱し，工夫を求められる。また，どんなに上手な対応をしても，自閉症そのものが治るわけではない。そこで，家族は，他の人による承認や共感を，療育のエネルギーを保持していくためにも継続的に与えられるべきである。そして，専門家自身も，家族の承認を得ることによって，慰められ，自信を与えられていくのである。

　情緒的な支援をしあうことは，なにも障害の受け止めや親のストレスなどの話題に直接触れるだけのものではない。むしろこれは，家族との信頼

関係が生まれた後に家族の側から,自発的に提供される話題である。最初は,日々の生活のちょっとした工夫でうまく行ったことを共感しあったり,子どもの楽しんでいる様や成長を相互に指摘しあうようなささいな積み重ねからなっている。たとえ,子どもが困った行動をしていても,その見通しが知らされていたり,対処方法が承認されていれば,家族のストレスは軽減するだろう。何らかの具体的なかかわり方を提供されることで,子どもが親のコントロールに従えば,家族は自信をもつし,反対に無理な活動をさせて子どもが混乱すれば,家族の負担は増える。

## 3．家庭や地域での活動を家族を通して実施する

クリニックの場面では,子どもの評価や教え方の決定など,限られたことしかできない。また,汎化の困難な子どもたちなので,実際の指導は,その活動を必要とする生活の場面で教えられることが望ましい。

そこで,評価ばかりでなく,指導の担い手としても家族を巻き込んでいくことになる。もちろん,家族によって興味はさまざまで,認知的な課題を求める人も,お手伝いのような実用的な活動や生活の中での技能を教えるヒントを求めてくる家族もある。具体的な提案をされても,実行困難な家族もあり,家族によって参加の程度は様々である。家族に指導目標の提案があればなるべくそれを受け入れ,専門家の側も提案して,家族との協議の上で実行課題を決めていく。来所時に実行可能な活動は,実施のやり方を考え,家族の前でやって見せる。さらに,家庭ではどの時間帯に,何を用いて実施するか相談し,指導手続きや目標の実施回数を紙に書いて家族に渡す。たとえば,「カードを見て,タンスからパンツを出してくる」という,言語理解に限界のある子どもの課題があったとする。そのカードの大きさ,具体性,絵と写真とどちらがわかりやすいのかなどは,子どもによって異なる。どんなカードならできるのかを,家族に特定して伝えないと,子どもを混乱させてしまうかもしれない(同様に,パンツが入っている引き出しが,子どもが開け閉め可能なのか,タンスの中の整理の仕方

なども考慮が必要になる)。課題の伝達には，この具体性が必要である。併せて，簡単な記録方法を例示し，次回までに実施の記録を付けてもらっている。

　その次の面接時に，記録を検討し，継続・改定・終了を決める。
表3は家庭の中に，ワークシステムを作る。表4は配膳の課題である。表5に重度の遅れを伴う，年長の自閉症児の家庭に紹介した課題と面談での話題を示した。

## 4．家族のための勉強会

　自閉症の症状は年齢によって変わるが，同時に，周囲が子どもに期待することも変わってくる。年少の頃にはなかった新たな問題や目標も出てくる。療育に熱心な家族にとっては，クリニックとの関係はなかなか断ち切

表3　ワークシート：ワークシステムの作成

```
□ワークシステム（1人で勉強や作業をする場所）を作る

  今回から，実際に作業（勉強）課題を家庭で実施してもらいます。何を行うかの前に，「いつ」「どこで」行うのが最もよいかを考えてみます。

【いつ課題を行うか】
    （留意点）
      ・決まった時間あるいは一定の日課の流れに組み込む
      ・第三者の妨害が少なく，課題実施者が落ち着ける時間
      ・比較的長い自由時間をもつ場合は，その中間の時間を利用する

  第1案：おやつの後
  第2案：お風呂の後，寝る前

【どこで行うか】
    （留意点）
      ・同じ場所で課題を行う
      ・現在あるいは将来1人で課題ができるような部屋を選ぶ
      ・視覚的に余分な刺激が入らない場面（壁際，仕切りの利用）
```

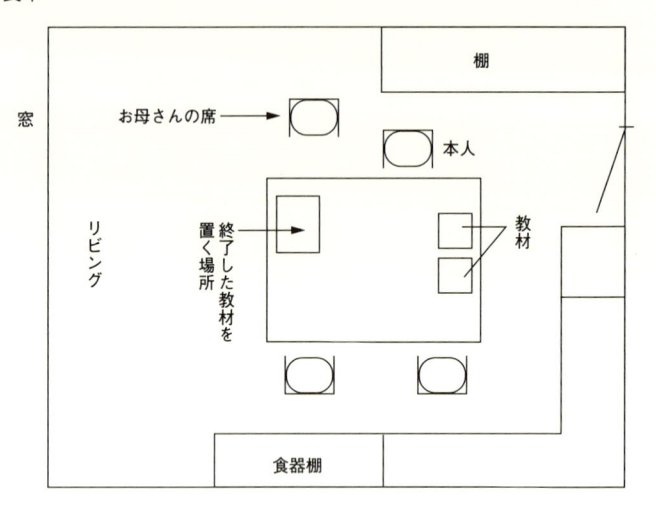

食卓

窓　お母さんの席→　　棚

リビング　　本人

終了した教材を置く場所　教材

食器棚

【準備するもの】
・教材
・カゴ　2個用意
・記録用紙，筆記用具
・その他（ポケット，終わり箱）

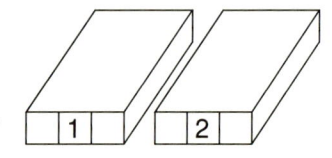

1　2

【課題開始の合図】
・言葉，文字，絵（写真），ジェスチャー，品物

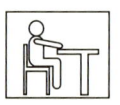

カードを渡して「勉強」とさそう

【ワークシステムのタイプ（学習指導室）】
　　　左から右のワークシステム

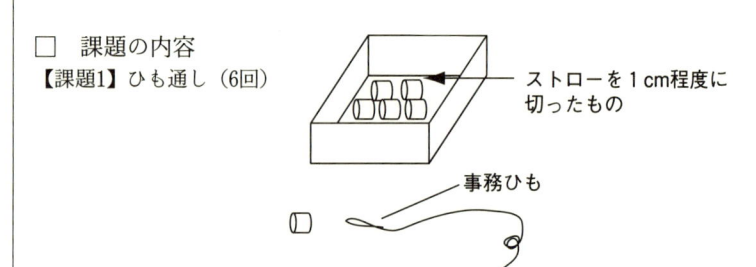

□　課題の内容
【課題1】ひも通し（6回）

ストローを1cm程度に切ったもの

事務ひも

【課題2】絵カード分類　　3種×4枚

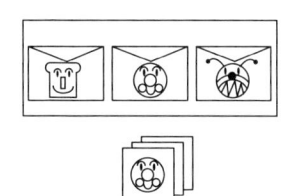

【課題3】パンツを出してくる（生活場面で実施）
　　　　　⎧ パンツを出しやすい場所
　　　　　⎨ 引き出しにパンツの写真を貼る
　　　　　⎩ パンツの写真を見せて，パンツと指示する

最初は近くまでつれていき，援助する

【記録例】

| 月日 | 時　分 | 刺　激　内　容 | 反　応　内　容，時　間 |
|---|---|---|---|
| 4.30 | | ひも通し | 5／6 |
| | | 絵カード分類 | 12／12 |
| | | パンツ | △タンスまでつれていく |
| | | | |
| | | | |

表4　配膳のお手伝い

□　身辺自立・家事・家庭での生活について
活動：配膳
実施時間：夕食の前
実施場所：キッチン・食卓

| 先行事象 | 行動 | 結果事象 |
|---|---|---|
| 材料：自家製ランチョンマット。箸。茶碗。小皿。3人分。<br><br>**自家製ランチョンマット**<br>(図)<br><br>セッティング：食卓の上は片付けておく。食卓のそばのワゴンの上に、材料をセットしておく。<br><br>(図：食卓・ワゴン・箸・小皿・茶碗)<br><br>指示：ワゴンのそばに連れてきて、「お箸をならべて」と言語指示する。 | 正反応：<br>1．ランチョンマットをとり、家族の席に合わせて、テーブル上に配置。<br>2．箸をもって、ランチョンマット上の箸の上に並べる。<br>3．茶碗を1個取り、ランチョンマット上の茶碗の位置に置く。3人分実施。<br>4．小皿を1枚とり、ランチョンマットの皿の位置に置く。3人分実施。<br><br>誤反応：<br>違った行動をする。<br>5秒たっても次の活動に移らない。どこかへ行ってしまう | 正反応に対して：<br>各ステップにうなずき。全部すんだら感謝の言葉。食事になる。<br><br><br><br><br><br><br><br><br><br>誤反応に対して：<br>言葉かけ、指差しなどの最小限の援助 |

週に3回程度実施。

記録：上の表の各ステップについて
　　　1人でできる　○
　　　言葉かけや指差し　△
　　　手を添えて援助，無印

| 月日 | 成績 | コメント |
|---|---|---|
| 10月1日 | 1 △ △ △ | |
| 3日 | △ △ △ ④ | |
| | | |

## 第10章 家庭と地域（2）

表5 家族へ紹介した課題の例
自閉症：重度MR 4〜5歳児

| 月 | ワークシート・家庭への課題 | その他の面接の話題 |
|---|---|---|
| 1 | 好みの調査 | 定期指導プログラムの説明 |
| 2 | ワークシステムの作成（洗濯挟み・製氷皿・貯金箱） | へらへら笑いが多い。行動の意味と対処法について |
| 2 | ワークシステムのまとめ（ペグ・カード分類） | 物投げについて |
| 3 | 理解のコミュニケーション・パンツを出す（写真） | 家でのコミュニケーション理解 スーパーで買い物をしても怒らなくなった |
| 3 | ひもとおし・カード分類 | 家でのかんしゃく |
| 4 | 絵カードを見て品物を取ってくる・二切片パズル | 単語の一部しか言わない表出コミュニケーションについて |
| 4 | 移動のワークシート・ペグ紙ワッシャー・配膳の手伝い | 外出時の様子について |
| 5 | 食事のワークシート・お箸・ひも通し | 移動について，食事のスキルについて |
| 5 | ボタンはめ，貯金箱きつめ，6Pパズル・家庭の情報シート | おやつの管理・週末の過ごし方 |
| 6 | ジグで3種の袋詰 | 学校選択について |
| 6 | ボタンはめ，絵カード選択 | 身辺自立について |
| 7 | 排泄時間のチェック | 外出・駅での様子5分留守番をどう設定するか |
| 7 | 図形の色塗り・絵本を見て指差し | 奇声の状態の要因分析 |
| 8 | 動作模倣・時間排泄のチェック | 大便がつかないことについて 夏休みの過ごし方 |
| 9 | 線引き・自立課題 | 休みの様子・学校について |
| 9 | はさみ・セロテープ | 通園の様子 |
| 10 | 模写 | へらへら笑い・外食について |
| 10 | 数のジグで袋詰 | 駅・運動会での様子 |
| 11 | 単語の文字構成 | ディズニーランドの様子 |
| 11 | 名前の文字構成 | へらへら笑い・トイレについて |
| 12 | 食事の立ち上がりまでの時間 | もの投げ・体調不良 |
| 1 | 模写・トレース | 休みの困難さ |
| 2 | ワークシステムでワイシャツを着る練習 | 学校に向けて・シャツがだめ・祖母になつかない |

れない。そこで療育ケースのフォローアップの形で，勉強会が始まった。10名以下の小人数で実施し，できるだけ参加者全員が発言の機会をもてるように配慮した。

テーマは大きく分けて，次のようなものである。

①障害の理解や療育プログラムに関するもの——コミュニケーションについて，こだわりの理解と指導，家庭での構造化，暇な時間の過ごし方，認知プログラムって何，身辺自立の教え方，言葉の前のコミュニケーション，自閉症医療の最前線（医師による話し）など。

②地域資源の活用法など——ボランティアの使い方（ボランティア協会の人の話し），子どもの遊び場情報，学校との付き合い方など。

③大人の生活を目指して——年長の子どもをもつ家族の話し，自閉症施設の紹介（成人施設のスタッフに話してもらう），グループホームでの生活（ホームのスタッフの話し），大人の生活のVTRを見てディスカッション，大人になったときの福祉制度など。

④フリーディスカッション——困った行動を出し合い，解決方法のアイディアを出し合う，近況報告，この1年でできるようになったことなど。


継続的な勉強会を続けることによって，さまざまなメリットが生じてきた。個別の場では伝えきれない，障害の特性や成人生活のイメージを伝えていくことが可能になった。また，いろいろな年齢の家族がそれぞれの疑問や解決策を提案することで，1人の専門家が提示するよりはるかに多くのアイディアが浮かんできた。特に年長の子どもをもつ親の言葉は，続くお母さんたちを励ますものである。複数の家族や仲間がいることによって，個別の場では出てこないような生活のことが話題にあがり，その子の新しい側面を垣間見ることができた。

家族にとっては，自分たちの抱えている悩みが，自分だけのものではないことを知ることで，少しでもストレスが解消されればと思う。たとえば，「電話がかかると泣いてしまう」という話題がでたとき，そこにいた10人すべてが，幼児期には電話がかけられなかったと報告した。重度な子ども

たちは混乱し，軽度の子どもたちは，ここぞといたずらを始めた。また「迷子になってパトカー3回」にも，「うちも」と何人もから手があがった。一方，社会に出てしまえば，自閉症は少数者であり，共感性のある知的障害の家族からさえ，なかなか理解されにくい。

こうしたやり取りが続くことにより，近所の家族が連絡を取り合うようになったり，女の子の自閉症をもつ家族がいっしょに遊びに行くようになったりと，個人的なネットワークが生まれていった。

# 第11章　家庭でのTEACCHの実践

岡野　早苗

　われわれは，自閉症の人たちの家庭生活の中にTEACCHを取り入れていくことを試みた。その試みを通して，ささやかではあるが，われわれが倉敷の親たちと共に確認できたことをここで紹介させてもらいたいと思う。

## 1．家庭にTEACCHを取り入れる

　自閉症の人は，1つの場所であるスキルを獲得しても，場面が変わると，そのスキルを使うことができない，応用，汎化の能力に困難をもっている。だから，自閉症の人は，学校では学校，職場では職場，地域では地域での買い物，食事，余暇などの過ごし方を，その場面において直接的な支援を必要としている。つまり，自閉症の人たちが安定した豊かな生活を送っていくために，彼らの生活のあらゆる場面において，専門的な配慮を行っていく必要がある。

　そこでわれわれは，生活の基盤であり，1日の大半を過ごす場である家庭に目を向けた。家庭の中にTEACCHを取り入れることによって，自閉症の人たちの家庭での生活，地域での生活が，より安定し豊かになるのではないか，と考えたのである。

　実際に，世界的な動きとして，今日の自閉症療育は，施設やクリニックを拠点にしたものから，コミュニティを基盤にしたものへと，徐々に広がりを見せてきている。すでに，福祉先進の諸外国では，Home-based Program, Home Teaching Programが実施され始めており，その顕著な成果（子どもの生活状態の改善，親の精神状態の改善，等）が確認されてき

ている。

われわれは，家庭生活の中でTEACCHプログラムを取り入れていきたいと考えた。そして，それがどれほど有効であるかということを，実践を通して知りたいと思った。

そこで，家庭でTEACCHを実践していく方法として，自閉症の子どもをもつ親に向けて，親自らが自閉症やTEACCHについて学ぶための勉強会を開始することにした。われわれのこうした実践は始めてまだ日が浅いため，十分な報告はできないが，親たちは家庭でどのような取り組みをし，そして，どのような結果を確認できたのか，紹介したいと思う。

## 2．勉強会の実施

家庭の中でTEACCHを実践をしていくためには，親が子どもの療育者になる必要がある。われわれは親が自閉症について理解を深め，TEACCHを応用した実践の仕方を学んでいくことができるように，親を対象にした勉強会を始めることにした。

その勉強会は，1999年6月から開始して，およそ月に1回のペースで，平日の午前中に約2時間，大学の一教室を使って行ってきている。その会には，毎回50名以上，多いときで100名近くの参加者があり，発達障害の子どもをもつ親や，一部教育専門職の人たちが自由に参加している。

この会の内容は，親が自閉症についての理解を深め，子どもに合わせた対応ができるようになるために，佐々木正美先生が自閉症の特性を繰り返し講義し，その特性に合わせて家庭でどのように対応すればよいのか，TEACCHを基にした実践方法を具体的に提案している。また同時に，この会では参加者の側からも，家庭で実践をしてみて，このような結果がでたという報告も数々なされてきている。実際に，第2回目の勉強会から早速，第1回勉強会で学んだことを基にして家で実践してみた，という報告がなされ，われわれの予想を超えて，意欲的に取組む親たちが存在するようになった。

この勉強会の中で,親たちから報告を受けた実践内容を紹介すると,次のようなものがあった。

○「トイレの水を『1回流す』と貼り紙をしたら,トイレの水流しが止まった」

○「制服の衣替えの時期にはパニックになっていたが,カレンダーを使って前もって服が変わることを示しておくと,衣替えが混乱なくできるようになった」

○「子どもの好きなこと(ジュース,アイス,自転車,公園)の絵カードを作り,子どもが望むときに,カードで要求してくるようになった」

○「前もって次にする活動の予告をするようにしたら,パニック,イライラがなくなり穏やかになった」

この親向けの勉強会は現在も継続中である。回を重ねるごとに徐々に参加者の数も増え,遠方からの参加も増えてきている。

この勉強会を進めていく中で,親たちは意欲をもって自閉症について学び,TEACCHを応用した実践を始めるようになった。そこでわれわれは,家庭でのTEACCH実践を親たちがどのように受け容れ,また実際に家庭でどのような実践(写真1,図1)をしているのか,その実状をより詳しく知りたいと思い,アンケートを行った。そこから得られた結果を次に紹介したいと思う。

## 3. 家庭でのTEACCH実践(アンケート結果から)

われわれは,勉強会を開始してから約半年経った,第6回目の勉強会(1999年11月)で,会に参加している親たちに向けてアンケートを行った。そしてそのアンケートから,家庭でのTEACCH実践の効果について,結果を得ることができた。具体的には各家庭でどのような実践がなされ,その効果はどのようであったか,また,家庭での実践に対して親はどのように感じているのかについて,アンケート結果を基に紹介したい。

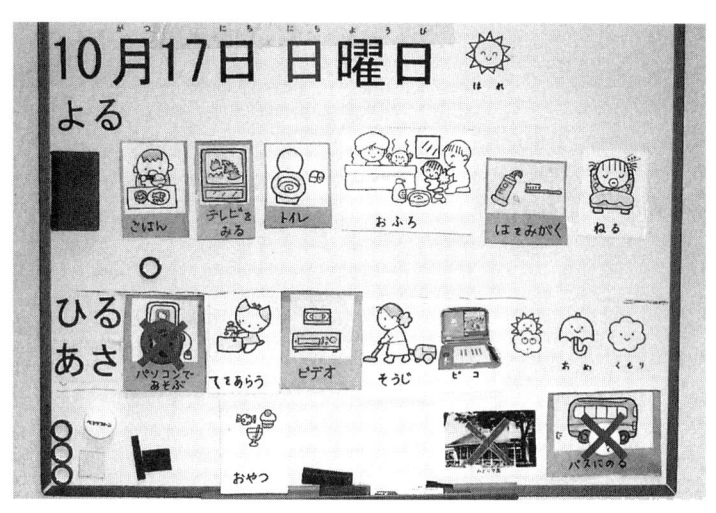

第11章　家庭でのTEACCHの実践　197

写真1　家庭での実践

**うんちのしかた**

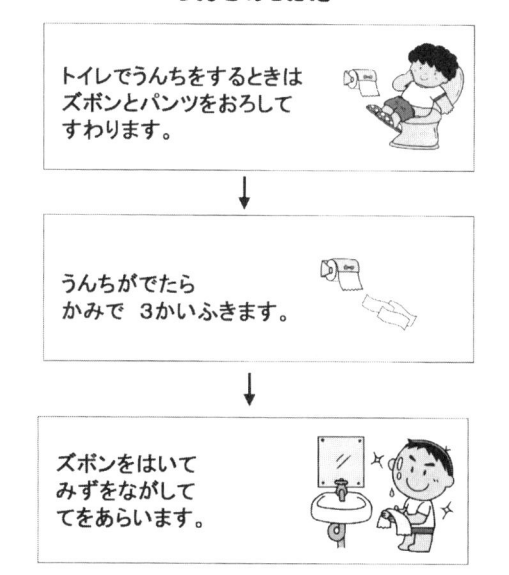

トイレでうんちをするときは
ズボンとパンツをおろして
すわります。

↓

うんちがでたら
かみで　3かいふきます。

↓

ズボンをはいて
みずをながして
てをあらいます。

おしまい

図1

〔資料Ⅰ〕
1. 物理的構造化
A.（勉強会参加回数？回，7歳，男児，自閉症）
① 部屋の物理的構造化で，リビングとキッチンをわけた。
② クリアバインダーに写真をカラーコピーしてスケジュールの本を作った。
③ 外出禁止の時に玄関に×を示した。
④ 外遊びに出る前に，よその家の写真を拡大して×をつけ勝手にお邪魔しないようにした（十分な効果があったと思う）。

2. スケジュール
B.（参加回数3回，6歳，男児，広汎性発達障害）
ホワイトボードを使って，スケジュールボードを作り，毎日実践している。
（今日できることとできないことが分かるから，先を見通して予想し，行動ができるようになった。その結果，急な変更がないと判断できるから，落ち着いて安定している）
C.（参加回数6回，6歳，男児，自閉的傾向）
① 朝起きてから学校に行くまでのスケジュールを，写真と文字のカードを作った。
（初めは文字だけでカードを作ったがうまくいかなかった）（朝の用意をする時間が短くなった）
② 子どもが学校から帰った時に，祖父母が学校のことをたたみかけるように聞いて，毎日それでかんしゃくをおこしていたので，あまりしゃべらないようにしてもらったら，かんしゃくを起こさなくなった。

3. 生活スキル
D.（参加回数5回，5歳，男児，自閉症）
押入からふとんをひっぱり出して，その上ではねて遊ぶといういたずらに対し，押入にふとんをだしたらダメ！！という貼り紙をした（こっそり見ていると，ニヤニヤしながら破ってふとんを出していた）。次に，否定より肯定の方が良いということなので「ふとんはこのままにしておいてね！ おしいれはしめておいてね！」と書いた（数カ月経つが，一度もいたずらをしていない状態です）。

E.（参加回数4回，6歳，男児，自閉症）
① 冷蔵庫を開けるので，絵カードと文字で×を書いた（効果なし，冷蔵庫に好物が入っているのが分かっているので，食べたいという気持ちが先行する）。
② 電話の保留ボタンなどを勝手に触るので，絵カードで×を書いた（効果なし，保留音を聞いている）。
③ タンスの上に上がって下へ飛び降りるので，絵カードで×を書いた。絵カードは理解していないようなので，声かけで停止させると一時的にはやめる

が，目を離すといつの間にかタンスの上に上がっている。
④　食事の時に絵カードで「いすに座って」と書いた（しかし，なかなかじっとして食べることができない）。

　アンケートの回答数は，「家庭で実践をした人」7名で，回答者は全員母親であった。

### 1．実践内容

　親たちが各家庭でどのような実践をしたのか，その内容は（資料Ⅰ）のようであった。紙面の都合上，回答者7名のうち5名（A～Eさん）の実践内容を親が報告した原文をそのまま用いている。

　（資料Ⅰ）を見ると，親たちは，TEACCHのモデルに習って，家の中を物理的構造化したり，生活の流れをスケジュールで示したり，また，自閉症の人は視覚的にものを理解する力が優れている，という特性に合わせて，伝えたい指示を紙に書いて視覚的に示す工夫をしている。

　このような実践をして，A～Dさんはその効果を実感することができたようであった。その一方で，実践をしたがその効果が得られなかった，という報告がEさんからあげられていた。そのEさんの実践した内容を見ると，子どもに指示を視覚的に絵カードで示したが効果がなかった，というものであった。なぜ，その成果が得られなかったのか，その原因を推測してみると，主に2つの問題が考えられた。1つは，Eさんが作った絵カードの提示内容が子どもの発達レベルに合っておらず，子どもがそのカードの示す意味を理解できていないことである。絵カードにして何でも視覚的に示せば全て伝わるというわけではなく，子どもの能力に合った内容を理解できる形で示していくことが必要であったのではないかと考えられた。もう1つの問題は，Eさんが子どもに指示した内容の多くが禁止であり，否定的な内容を子どもに伝えようとしていることである。自閉症の人は，「これをしたらダメ」という否定的な内容ではなく，「こうすればいい」という肯定的な内容の指示を受け容れやすい，という特性をもっている。

(資料Ⅰ）中のDさんは，この特性に合わせた実践をして見事に成功している。Eさんの実践は，「〇〇してはいけない」という禁止の指示が多く，子どもに「〇〇しよう」という肯定的な指示を与えることが必要であったのではないか，と考えられた。

このように，親たちは，家庭生活の中でできることから，スケジュールや物理的構造化などのTEACCHを実践したり，自閉症の特性に合わせた対応を行い始めていた。こうした親たちからの報告を受けて，われわれは，自閉症の特性に合わせた配慮をすることで，子どもたちの生活は落ち着いたものになることを，実感することができた。

## 2．家庭実践の効果

家庭で実践をして子どもにどのような変化があったのか，具体的に尋ねた結果が表1，2である。

家庭で実践をした結果，7名中6名の親が子どものいろんな面での改善が見られたと報告している（表1）。子どもの状態は一人ひとり異なるために子どもが改善した内容はさまざまであるが，その中でも「子どもの生活が安定した」という項目については，全員の子どもに効果があったと報告されていた（表2）。親が家庭で自閉症の特性に合わせた対応をするようになって，子どもの家庭生活が安定してきたことを全員の親が実感したようである。また，実践してその効果が得られた親たちは，家庭で実践したことによって，子どもが育てやすくなり，親自身の生活，家庭生活までも安定したように感じた，と報告をしている（表3〜5）。

家庭でTEACCHを実践して，多くの親がその効果が得られたことを，実感したようである。得られた効果はそれぞれに異なっているが，家庭でのTEACCH実践は，自閉症の子ども本人はもちろん，親や家庭生活にとっても大きな効果が期待できることを，われわれは確認することができた。

表1　子どもの変化状況

| | |
|---|---|
| 変わらない | 1 |
| 変化した | 6 |
| わからない | 0 |

表2　子どもの変化状況

| 全数6人<br>(n=6) | 項　　目 | 問題なし | 改善 | やや改善 | 変化なし | やや悪化 | 悪化 | 回答なし |
|---|---|---|---|---|---|---|---|---|
| 身辺自立 | ・一人で食事ができるようになった | 4 | | | 2 | | | 0 |
| | ・偏食，小食，むら食いが減った | 2 | | 1 | 3 | | | 0 |
| | ・一人で衣服の着脱ができるようになった | 1 | 1 | 2 | 2 | | | 0 |
| | ・排泄が自立した | 3 | | 1 | 1 | | | 1 |
| 遊び | ・一人で遊べるようになった | 1 | 1 | 1 | 2 | | | 1 |
| | ・親子で遊べるようになった | 1 | 1 | | 3 | | | 1 |
| | ・友達と遊べるようになった | | | 2 | 1 | 2 | | 1 |
| 余暇活動 | ・自由時間を適切に過ごせるようになった | 1 | 2 | 1 | 1 | | | 1 |
| 問題行動 | ・最近困っていた子どもの問題行動が減った | 1 | 1 | 1 | 1 | | | 2 |
| | ・パニック，かんしゃくが減った | 1 | 1 | 2 | 2 | | | 0 |
| | ・多動がなくなった | 1 | 1 | 1 | 3 | | | 0 |
| コミュニケーション | ・コミュニケーションが改善した | 1 | 1 | 3 | 1 | | | 0 |
| | ・ことばの発達を促せた | | 1 | 3 | 2 | | | 0 |
| 生活全体 | ・子どもの生活リズムが整った | 1 | 3 | 1 | 1 | | | 0 |
| | ・子どもの生活が落ち着き，安定した | | 2 | 4 | | | | 0 |

表3　子どもを育てやすくなったか

| | |
|---|---|
| 変わらない | 1 |
| 育てやすくなった | 4 |
| やや育てやすくなった | 2 |
| やや育てにくくなった | 0 |
| 育てにくくなった | 0 |

表4　親自身の生活は安定したか

| | |
|---|---|
| 変わらない | 1 |
| 安定した | 2 |
| やや安定した | 4 |
| やや不安定になった | 0 |
| 不安定になった | 0 |

表5　家庭生活はしやすくなったか

| | |
|---|---|
| 変わらない | 1 |
| しやすくなった | 2 |
| ややしやすくなった | 4 |
| ややしにくくなった | 0 |

表6　子育てに対する意欲や自信は増したか

| | |
|---|---|
| 変わらない | 0 |
| 増した | 2 |
| 少し増した | 5 |
| 少し減少した | 0 |
| 減少した | 0 |

## 3. 家庭実践に対する親の意識

われわれは,自閉症の人たちにとって家庭でTEACCHを取り入れていくことが重要であると考え勉強会を実施してきたが,一方で,親たちは,このような,自らが家庭で実践をする取り組みについてどのような意識をもっているのか,尋ねた結果が,表6~9である。

親たちは家庭で実践をするようになって,全員の親が子育てに対する意欲や自信が増した,と答えていた(表6)。実践成果がでなかったEさんも含めて意欲や自信が増した,というこの報告は,自閉症の子どもを育てていく上で,親自らが自閉症について理解し,その特性に合わせた対応法を知ることが親にとっていかに必要なことであるかを実感させられた。

実際に,実践をしたある親は,次のような感想を述べている。

『これまでに理解不可能で,手の打ちようがなかった無力感から解放された』

『今までわからなかった自閉症の特性や接し方を学び,間違った指導法を改め,正しい方法で指導できるようになった』

また,親たちは,親自身が家庭で子どもに実践をしていくことについて,大変意欲的であり,自らが子どもの療育者として実践していくことを望んでいた(表7~9)。

表7 親も療育者として指導を行う能力があるか

| | |
|---|---|
| 能力がある | 4 |
| 少しは能力がある | 2 |
| あまり能力はない | 0 |
| 能力はない | 0 |
| わからない | 1 |

表8 家庭で親が療育者として指導を行うプログラムをどう思うか

| | |
|---|---|
| 大変よい | 6 |
| よい | 1 |
| あまり好ましくない | 0 |
| 好ましくない | 0 |
| わからない | 0 |

表9 子どもの療育は,専門家にまかせる形態が良いか,それとも,親も療育に関わる形態が良いか

| | |
|---|---|
| 専門家にまかせるのが良い | 0 |
| 自分も子どもの療育者として指導に関わっていくのが良い | 7 |
| わからない | 0 |
| 実践していない親 | |

## (4) 実践をしていない親の意識

 勉強会には毎回多数の親たちが参加し,自閉症について意欲的に学んでいる。そうした中で,多くの親が実際に家庭で実践を始めるようになった。その一方で,勉強会に参加しているが実践はしていない親たちも多く存在していた。そこで,われわれはなぜ実践をしていないのかその理由を知りたいと思い,実践をしていない親に向けても,第6回勉強会の時に同様にアンケートを行った。そのアンケートの回答者数は10名で,結果は表10～12のようであった。

 その結果を見ると,現時点では実践をしていない親たちは,全員がいつか家庭で実践していきたいと考えていた(表10)。現時点でなぜ実践をしていないのか,その理由については,「子どもに合わせてどのように実践したらよいのかわからない」,「実践をしていく時間の余裕がない」,というものが多くあげられていた(表11)。親たちは実践をしたいと思っていても,親だけの力で実践していくことは困難なようである。これらの結果

表10 いつか実践をしようと思うか

| | |
|---|---|
| 思う | 10 |
| 思わない | 0 |
| わからない | 0 |

表11 現在実践していない理由

| | |
|---|---|
| 具体的にどのように実践すればよいかわからない | 5 |
| 実践の仕方を理解するまでもう少し時間(会に参加すること)が必要 | 6 |
| 実践していく自信がない | 2 |
| TEACCHが本当に子どもに良いかわからない | 0 |
| 時間に余裕がない | 3 |
| その他 | 1 |

表12 親も療育者として指導を行う能力があるか

| | |
|---|---|
| 能力がある | 6 |
| 少しは能力がある | 4 |
| あまり能力はない | 0 |
| 能力はない | 0 |
| わからない | 0 |

から子どもに合わせてどのように実践をすればよいのか，親が具体的なノウハウを知ることができるように，専門的な支援を個別に行っていくことが，必要であることをわれわれは実感した。

一方で，親たちはこのような実践上の困難を感じていながらも，自らも子どもの療育者として実践していくことができると考えていた（表12）。

## まとめ

以上のように，われわれは親に向けての勉強会という形態をとって，家庭でのTEACCHモデルの実践を試みた。その結果，この継続的な勉強会を通して，親たちは自分の子どもへの理解を深め，試行錯誤しながら子どもに合わせた対応や家庭でのTEACCH実践を行い始めた。実際に，家庭で実践をした親は，その効果を実感していた。

実践をし，ある親は次のような感想を述べている。

『今まで，何度やっても，いくら言ってもだめで，気が狂いそうになりながら生活に追われていました。何をやってもだめだとあきらめていたことに明確に答えがくるので，本当に驚いています。何より，子どもと生きる勇気をくださってありがとうございます。』

われわれは，親たちからの実践報告を受けて，改めてTEACCHはわれわれと自閉症の人たちとの間をバリアフリーにする優れたモデルプログラムであることを実感した。さらに，TEACCHはその実践方法がモデル化されているので，専門家だけでなく，親も実践することができるプログラムである。われわれは集団での勉強会という形態をとって，親自身の力での家庭療育実践を試みたが，その結果は，親は子どもの療育者であることを強く実感させられるものであった。

このような小さな勉強会から始めたTEACCHの家庭実践であったが，継続的に勉強会を行っていく中で，われわれは確かな手応えを感じることができた。親たちからの報告を受け，われわれは，家庭，日常生活の中でTEACCHを取り入れていくことは，自閉症の人たちの生活を安定させ，豊

かなものにしていく上で，欠かせない取り組みであることを，確認した。自閉症の人たちが生活する場面において，その特性に合わせた配慮がトータルに整えられることを目指して，今後も，可能な限り，家庭実践の取り組みを継続していきたいと考えている。

# 第12章　日本における普及・研修
―― TEACCHプログラム研究会の歩み

藤岡　宏

## はじめに

　過疎の町や村にも，自閉症の人は住んでいる。そして，財政は決して豊かとはいえないけれども，彼らを地域ぐるみで受け止めようとしている町や村が，現にある。TEACCHの考え方をある本の題になぞらえて言えば，「小さな手品を小さな町で」ということになるだろうか。このうち「小さな手品」の部分，すなわち構造化とか余暇のスキルとか，そういった技法的な部分ばかりでなく，後半の「小さな町で」の部分についても，日本の私たちはもっと目を向ける必要があるように思う。

　「小さな町で」の実現のためには何が必要か。まず思い浮かぶのは，医療・教育・福祉の枠を超えた，あるいは当事者・援助者の枠を超えたネットワーク。この頃のパソコンで言えば，OSに相当するこの部分なくしては，どんな優れたソフトもソフトとして作動しない。

　TEACCHが世界中で成果を上げている理由の1つに，こうしたネットワークの重要性をTEACCHがよく理解していて，医療・教育・福祉関係者が，もう1つには当事者と援助者が，互いに協力し合って子どもの幸せを求めて行くような方向づけを，すでに指導者研修セミナーの段階から行っていることが挙げられるだろう。さらに，このようなスタッフの教育研修をTEACCHは非常に重要なものとして位置づけ，州制度の上からもこれをきっちりとサポートしている点が大きい。

　1989年冬，日本で初めて開催されたTEACCH指導者研修セミナーを契機に，そのすばらしさに魅了されたその時の受講生が中心となって，TE

ACCHプログラム研究会という自発的な会ができた。TEACCHに何を学んだかは人によって異なりはしたが，学んだことを各々の住む地域になじむ形で活かしたい，という点においては共通していた。そこで各々の職種に応じた実践を，各々の地域で地道に積み重ねていく一方で，各地区持ち回りの自主セミナーを毎年夏，西日本各地で開催してきた。それからちょうど10年が経つ。

津山，佐賀，愛媛，鳥取，香川，福岡，京都，今治，和歌山，そして10年目の今年は再び佐賀。それぞれの地域の多くの人たちの厚意に支えられ，たいまつのリレーのように，次へ次へとこの夏のセミナーは引き継がれてきた。そして開催された場所を中心に，新しい芽が芽生え，その芽は各地で着実に育ち続けているように思える。幾多の困難はあるが，今この日本で，先ほどの「小さな手品を小さな町で」が進行しつつある。

本章では，TEACCHプログラム研究会のこの10年間の歩みを通して学んだこと，感じたことを中心に，あくまで私見としてだが，まとめてみたい。

## 1. 研究会の発足

TEACCHプログラムの創始者であるショプラー先生やメジボフ先生たちを講師とした指導者研修セミナーが，日本で初めて東京と大阪の2個所で開かれたのは，1989年冬のことである。それぞれ20名ずつという少ない定員数だったが，運よく私は大阪でセミナーを受講することができた。この時の強烈な印象は，今もって忘れることができない。

セミナーの5日間のほとんどは，実際の自閉症の人たちをモデルとした実習だったが，この実習を通して，私たちは非常に多くのことを学んだ。子どもの特性に応じた工夫をすることで，自閉症の人たちがいかに主体的に動けるようになるか，ということを実際に目の前で見せつけられ，まさに目から鱗，という感じだった。自閉症という障害の特性を，これまで自分がいかに知らなかったかを，いやというほど思い知らされた。そして，

こんな大切なことを学ぶ機会に巡り会えた幸運を喜ぶと同時に，これをこのまま地元にもって帰って，果たして役立てていけるのだろうか，という不安がわいてきた。

おそらくセミナーに参加した人たちの胸の内には，似たような思いがあっただろう。それをつなぐかのように，参加者の1人がセミナー期間中，毎晩のように近くの居酒屋に私たちを集め，参加者がうちとけて話し合う機会を作ってくれた。そしてセミナー最終日の2月3日にはすでに，半年後に津山で会ってフォローアップの勉強会をしよう，ということが参加者の間でほぼ固まっていた。

大阪セミナーの中で紹介された映画「レインマン」が，その後日本でも封切られ，大ヒットしたが，その鑑賞会を兼ねて，大阪セミナーの1カ月後，私たちは再び大阪に集まった。ここで私たちはTEACCHプログラム研究会の発足を決め，1989年4月1日，正式に研究会が発足，同時に機関紙「ぷらう」を発行した。「ぷらう」とは英語でplow，つまり「耕す」の意だが，この名付け親は当時，以下のようなコメントを機関紙に寄せている—「私たちは今，TEACCHプログラムの普及について，種をまく前の土を耕すという状態にいます。みんなで一緒に耕し，種をまいて，未来的イメージをふくらませましょう。」

## 2．研究会の歩み

半年後，第1回の自主セミナーが津山で開催された。この時は勉強会としての意味あいだけでなく，自閉症者の家族を含めた親睦・相互交流の場として，あるいは私たち自身の，自然の中でのくつろぎの場にもなることを願ってプログラムが企画され，花火大会あり，スイカ割りありのゆったりした内容のものだった。

この津山セミナーの反省会でさまざまな意見が出された。当時の「ぷらう」2号から，そのうちのいくつかを拾ってみると，

- 大阪セミナー直後の「やってやろう」という気持ちがくじけかけていたが，今回津山セミナーに参加して，また燃えてきた。
- 障害児教育に携わっている人々のお互いの勇気づけになったと思う。公の研修会にはない空気が漂い，合宿のようでとてもよかった。
- 親子での参加が良かった。ともに学び，意見しあい，教わることも多かった。
- 地域社会にアピールするために，あちこちでこのような催しを行う必要がある。関係者を増やしていく努力も大切。
- 地域ごとに月例会をもち，情報交換，勉強会等ができたら，と思う。

 だいたい，以上のようなものだった。この津山セミナーでの経験を礎に，私たちは「より深く学び」「より広く伝える」という，2つの指向性をもった活動を目指すことになった。すなわち，私たち自身のTEACCHプログラムへの理解をさらに深めていく，という方向での活動が1つ。それと，地域での実践の中でそれを広く他の人に伝えていく，あるいはそのことを通じて，地域の療育・福祉のネットワークを築いていく，そういった方向での活動がもう1つだった。

 津山セミナーの終了の時点で，まだ次の予定は決まっていなかったが，津山からの帰りがけの車中，佐賀が来年夏のセミナーを引き受けましょうと名乗り出てくれた。こうして，津山から佐賀へとバトンタッチ。以後，新たな仲間が次々と加わり，日本各地の多くの人たちの支援を得ながら，ゆっくりと，しかし着実に歯車が動き出した。

 問題がなかったわけではない。狭い日本といえども，それぞれの土地で異なるさまざまな事情がある。たとえば，TEACCHの考え方の1つの柱でもある教育的な考え方1つを取ってみても，これをすんなりと受け入れてくれる土壌の所があるかと思えば，そうでない所もある。それから，子どもの療育・福祉において，家族はこれまで以上に積極的な役割を果たすべきである，ということが，TEACCHに限らずいろいろな場所で最近は言われているが，家族が学校の先生と子どもの療育のことで話し合いをし，時に家族が先生に対して意見することがあっても，それは自然なこととして解釈してくれる地域と，家族が先生に意見するなんてとんでもない，という地域があったりなど，同じ日本の中でもかなりの地域差がある。

私たちはセミナーの準備段階から，さまざまな局面でそのことを痛感させられてきた。しかしその地域の特性を無視しては，TEACCHプログラムを展開することなどできないわけで，その部分をできるだけ大切にしながら，地域に合った形で無理なく進めて行こう，ということで私たちの意見は一致していたように思う。

　正直なところ，もどかしさを感じる部分も多々あった。TEACCHを実際に自分の子どもに応用されて，そのすばらしさを実感しているけれども，なかなか療育の場でそれを取り入れてもらえない，そういう家族にあっては，出来上がっていくのをただ待つような，そんな悠長なことなど言って居れないわけで，私たち以上にもどかしさを感じているはずである。TEACCHはすばらしい，けれど受け皿の方がついていっていない，何とかならないのだろうか──地域にもよるが，そんな思いをしている人は日本中にきっと大勢いるだろう。

　けれども一方で，むずかしい現状だけれども何とかしたい，TEACCHを始めたいのだけれど実際にどう始めていいかわからない，それを知りたい，TEACCHのもっと詳しい情報が欲しい，よそではどのように療育の場で実践が行われているのか知りたい──そんな気持ちでセミナーに来られる多くの先生方に，私たちはこれまで出会ってきた。TEACCHプログラム研究会は，こうした人と人のつながりということを大切にしたいと考えてきた。

　幸いにも，さまざまな幸運に助けられながら，私たち自身，まさかここまで，と思うようなところまで，研究会は歩みを進めてくることができた。私たちはセミナーを通して，日本各地の多くの人たちと知り合い，気軽なやりとりができるようになった。こういうことで困っているのだが，何かいい情報はないかとか，家族の転勤でどこそこに転居する人がいるのだが，そこに相談できる場所はないかなど，電話1本で相談できるようになった。本当に仲間が増えた。行き詰まったときには，セミナーでお世話になった講師の先生方や日本各地の仲間たちにアドバイスを受けながら，軌道修正を試みることができる。こんな会があるけど来てみないか，そんな各地か

らの呼びかけがあって，いろいろな場所での実践を聞いて私たち自身勇気づけられながら，歩みを続けることができる。

　1つの具体例として，私自身，今住んでいる愛媛という地域が，研究会主催のセミナーの開催を契機としてどのように移り変わってきたかについて，ご紹介したいと思う。

## 3．地域での展開（愛媛）

　愛媛では7年前に，第3回の愛媛セミナーが松山で開かれた。この時，現場の先生方がセミナーに参加しやすいように，ということで，あちこちの団体に後援のお願いをしてまわったのだが，当時TEACCHという言葉自体，愛媛では全くといっていいほど知られておらず，「TEACCHって何？それ」という感じであった。そんな具合だったから，1回目の津山セミナー，2回目の佐賀セミナーを，諸団体の後援を得て開催してきたという，TEACCHプログラム研究会の過去2回の実績と，あとは関係者の方々の前向きのお気持ちだけが唯一の頼りだった。

　後援のお願いはしたものの，さて結果はどうだろうかと心配する中，県のある協会から一番最初にOKが出た。「いいことだ，やりなさい」と代表者の方から励ますように言っていただいた時の嬉しさ，ありがたさ，そしてその人のお顔を，私は未だに忘れることができない。結果として，後援をお願いしたところは全てOKが出るという，準備段階でとてもさい先のいいスタートを切ることができた。

　舞台背景はこれで整ったが，次に困ったのは，モデルとして協力していただく自閉症の協力者を選ぶ作業だった。私たちのセミナーでは，私たちが9年前に受けた大阪セミナーのように，その地域の自閉症の方とその家族何組かに協力をいただいて，その人たちをモデルとした実習を通して主に学ぶ，という形をとっている。しかし当時は，TEACCHを実際に療育場面に取り入れた「実践」が，愛媛ではまだ全くなされていない状態だったので，TEACCHがどのようにすばらしいものかを，協力をお願いした

いと思っている家族に口で説明するところから始める必要があった。しかしこの点についても，親の会の方たちの理解と協力をいただくことができ，協力児・協力家族の問題もクリアーすることができた。

　研究会の理事会で準備のための会合が幾度かもたれ，前のセミナー経験地から，ここはこうした方がいいよ，といういろいろなアドバイスをもらった。松山と今治を中心としたセミナー実行委員会ができあがり，地域ボランティアを巻き込みながら，徐々に種火が広がっていったように思う。

　こうしていよいよセミナー当日を迎え，セミナーは大成功のうちに幕を閉じることができた。トレーニングセミナーと並行して開催された公開セミナーには，何と400名以上の人たちが参加し，これには主催する側が驚いた。公開セミナーの講師としておいでいただいた先生が，セミナーの終わったあと，私たちにこう言われたのが印象深く，記憶に残っている。「今回のセミナーが何年か後に，この地域の財産となる日が来るでしょう。」

　この時の先生の予言どおり，ということになるのだろうか，愛媛セミナーを契機として，変化が生じた。今治市にひよこ園という，知的障害児のための通園施設がある。愛媛セミナーの期間中，そのひよこ園の職員の人たちが主にビデオ・スタッフとして，セミナーの裏方役を務めてくれたのだが，そのひよこ園の卒園児が，モデルとしてこのセミナーに参加してくれていた。その子どもが，多くの人の見ている中，初めての場所で，初めての人を相手に，かんしゃくを起こすことなく課題や作業を3日間やり通したその姿に，ひよこ園の人たちはとても驚かれた。その子どもはひよこ園に在籍している間，しばしば手のつけられないほどのかんしゃくを起こしていた子どもで，それだけにその時の先生たちの驚きと感動は大変なものだったようである。

　愛媛セミナーが終わったあと，ひよこ園の先生たちはTEACCHを改めて勉強し始め，次の年からTEACCHを参考にした指導を1クラスで始められた。初めのうちは失敗もいろいろとあったようだが，優れたスーパーヴァイザーにご指導いただける幸運にも恵まれ，徐々に「軌道修正」が行われたようである。その結果，子どもたちはのびのびと動けるようになり，そ

れまで以上に人なつっこくかわいくなっていった。

　かわいい，ということでいうと，私自身，こんな思い出がある。ある時，久しぶりにひよこ園におじゃましたとき，初対面の自閉症の子どもが，自分の腰にぶら下げたコミュニケーション・カードを私に対して差し出して，「傘をとって下さい」と要求してきたことがあった。笑顔がとても自然で，一瞬，この子は本当に自閉症？と思ってしまったのだが，その子どもはさらに私に抱っこを求めてきた。そこで抱っこしてあげると，指さしして，あっちに連れてって，という仕草をした。言われるままにそちらに移動すると，その子は窓の外を指さして，「ご，ご」と言う。意味が分からず，そばにおられた先生に，どういう意味かと尋ねた。するとその先生の話では，「ご」というのは「いちご」のことで，その子どもはいちごがとても好きで，「ほら，いちごがそこにあるよ，見てごらん」，と私に伝えているのだろう，というのである。確かにその子の指さす方向にはビニールハウスがあって，どうやらそこにいちごが植えてあるようだった。この時，私は本当にこの子を「かわいい」と感じた。

　コミュニケーションの指導が始まって，子どもたちが自分の意志を自分なりの方法で相手に伝えるようになると，子どもたちがとても積極的になり，かわいくなってくると，そんな印象を他の先生方からもお聞きするのだが，私自身，本当にそうだな，とこのとき思った。

　そうはいっても，ひよこ園でのこうした実践が，すぐに周囲から賛同の目をもって迎えられたわけではない。当初，例えが良くないかも知れないが，ロボットが黙々と動いているかのような，そんな無機質な印象を，見る人に与えてしまったこともあったようである。これは，「構造化」の部分がひよこ園には先行して導入され，「表現性コミュニケーション」の部分の導入が遅れたためではなかったかと思われる。

　ひよこ園ではしかしながら，スーパーヴァイザーのこの点についての指摘と助言，そしてそれに基づく指導によって，子どもたちは自分の気持ちを，「人」に対して積極的に「表現」しようとし始めた。単に相手にこうして欲しいという「要求」ばかりでなく，先ほどの子どものように，「ほ

ら、あそこにいちごがあるよ、見て見て」といった、相手に情報を伝え、感情を共有し合おうとする、そんなところが出てきたのである。

　それに伴って、「構造化」だけではおさめることのできなかった、子どもたちのいわゆる「問題行動」が激減した。それまでも「構造化」を取り入れることで、子どもたちの「問題行動」はかなり減ってはいたのだが、表現性のコミュニケーション指導が始まってからのち、「問題行動」はさらにぐっと減った。私は医師なので、必要な場合、薬を処方することもあるのだが、その必要を感じることが本当に少なくなったし、実際に薬をほとんど処方しなくなったので、結果として「商売上がったり」になったが、これはむしろ喜ぶべきことだろう。

　このように、ひよこ園ではたまたま、「構造化」と「表現性コミュニケーション」指導が、かなりの日時をはさむ形で導入されたわけだが、その中で起きたこの出来事を通して私は、自分の思うことが相手に伝わらないことを原因とした自閉症の人達のパニックがいかに多いか、ということを痛感した。そして、先ほどの話になるが、子どもたちが生き生きと、人なつっこく、そしてかわいくなってくるのを見るにつけ、TEACCHは決して無機質なものではない、無機質な印象を周囲に与えてしまうとすれば、行う側がTEACCHを十分に理解できないまま行っていることを考えてみないといけないな、と感ずるようになったしだいである。

　ひよこ園に言語療法士として勤めている私の妻から先日聞いた話だが、その後遠くからひよこ園を見学に来られたある言語療法士の方が、「スケジュールに子どもを合わせるのではなく、子どもに合わせてスケジュールを用意するのだ、ということがよくわかりました」と見学の後で感想を言われたそうである。単なる絵カードや写真カードの道具的なやりとりがTEACCHではない、TEACCHは「相手とコミュニケートしようとする心」を育てようとしている、その先にあるのは、地域で人とやりとりをしながら、自尊心をもった生活をしていくことだ——そんな言葉の意味が、ようやく少しわかってきたような気がする。

　私自身このように、恥ずかしながらTEACCHの入り口にしか立ってい

ない状態だが，幸いにも，ノースカロライナに留学してTEACCHを本格的に学ばれた方たちが研究会に次々と加わって下さるようになり，本当に心強い限りである。

　私たちは子どもたちの実際の変化をとおして，TEACCHプログラムのすばらしさをますます実感として感ずるようになった。学べば学ぶほどTEACCHの奥の深さ，懐の深さが身に滲みるというか，本当にそんな感じがする。9年前に受けた大阪セミナーの時の講義ノートを今，取り出してみると，当時は吸収不良で飲み込めぬまま通過したたくさんの大切な点が，その中に盛り込まれていたことに改めて気づかされる。

　さて，愛媛セミナー後の愛媛の歴史に戻るが，子どもの特性を知り，特性にあった手がかりに助けられながら，お互いの意志疎通をきちんと行えるようになることで，子どもたちはこんなにも変わり得る，ということが，ひよこ園での実践を通して証明され，このことが少しずつ周囲を動かし始めた。家族はもちろんのこと，保育所や学校でも，子どもたちのためにTEACCHを取り入れて下さる先生が徐々に増えてきた。

　一昨年の夏，今度はひよこ園を会場として第8回の今治セミナーが開催されたが，それ以降，その手応えはますます確かなものとなりつつある。自閉症全般についての関係者の勉強会，連絡会のようなものは数年前からあったが，TEACCHをもっと突っ込んで勉強したいという人が増え，昨年4月から，学校の先生を中心としたTEACCHについての勉強会が始まった。家族の間でも，有志による勉強会が行われるようになり，参加者も増えてきている。

　町のある歯医者さんは，親御さんからTEACCHのことを聞かれたらしく，歯の治療にやってくる自閉症児のために，絵や写真による手順書を用意してくれたり，看護婦さんと勉強会をしたりもしていらっしゃるようである。その歯医者さんのお話だと，TEACCHの入っている自閉症の子どもは，そうでない子どもと，歯の治療の時の落ち着き方が明らかに違うらしい。

　愛媛を離れてもいろいろあるようで，「この間新幹線に乗ったら，うち

の子と同じように，コミュニケーション・カードを身につけた子どもが乗っていて，何か嬉しくて，よほど声をかけようかと思いました」と，先日，あるお母さんはおっしゃっていた。

　そうはいっても，まだまだの部分はたくさんある。自閉症が親の育て方のせいにされたかつての時代のように，今でも周囲の無理解に苦しんでいる人たちは，まだまだたくさんいる。非常に残念なことだが，TEACCH以前の問題，と思われるようなことに出くわすことも時々ある。

　今私は，横浜の自閉症を専門対象としたクリニックでも，診療のお手伝いをさせてもらっているが，その中で，横浜という自閉症理解の先進地で自閉症の人たちが，必要な生活支援を受けながら，どのように地域に根を張って暮らしておられるかを目の当たりにしている。毎日が驚きの連続である。そして家族や関わるスタッフの方々の，ここに至るまでのご苦労が忍ばれて，本当に頭の下がる思いがする。こういう進んだ所を目標にしながら，一歩ずつ前を向いて進むことが私たちのつとめかなと，そんなことを思ったりする。

　ところで，前を向いて進もうとする時に，そばにいてほしいのは「仲間」である。七夕の今日，九州の仲間からこんなEメールが届いた。

　「地道にきちんといい仕事をしていったら，田舎でも，小さな手品は起きるんですよね。すぐに田舎だから，協力者がいないから，って言い訳して逃げ出したくなりますが，＊＊や＊＊を見ていると，そんないいわけは通用しないんだと思わされます。ここでは，今はまだ，訪問先でくら〜い気持ちになって帰ってくることがほとんどですが，いつか，すがすがしい気分で帰ってくることができる日を夢見つつ，今できる仕事を，ひとつひとつ楽しみつつ，こなしていこうと思います。7月7日ですね。わたしが会いたいのは，もちろん＊＊のみんなです。」

　彼女も「仲間」を求めている。みんな，さまざまな思いを胸に，前向きに歩いているのだなあ，とつくづく思う。あんな時代もあったねと，懐かしく過去を振り返ることのできる日が，いつか彼女にも訪れることを願ってやまない。

## 4．小さな手品を小さな町で ——まとめにかえて

　愛媛の話を中心にしてきたが，これまでセミナーが開かれた他の地域でも，同じような新しい息吹が生まれてきている。そしてその中からこれまでに熊本，佐賀，福岡，香川，鳥取，関西，神奈川，そして北海道と，8つの支部が誕生した。大きな所帯，こじんまりした所帯，所帯にはまだなってないけど地道な活動を続けている所など，いろいろだが，講演会や実践報告会など，それぞれの地域のカラーを活かしたさまざまな実践が，今各地で展開されている。

　研究会ができて間もなく10年目を迎えることになる。この研究会には専従スタッフはいない。どこにも所属しない自主団体ということで，自由度は高いが，やれることに限界はある。私たちのセミナーをご存じの方にはおわかりいただけるかと思うが，そんな中，これまで10年も，本当によく続いてきたと思う。続いてきたのは，たいまつの灯を支える縁の下の力が日本中にたくさんあったということ，彼らにそうしたいと思わせるほど，闇の中でTEACCHが燦然と光を放っていたということ，自閉症に限らず，他の発達にハンディをもつ人たちへの療育・福祉に関しても，TEACCHは重要な示唆を与えるものだったということ，そういうことだったろうと思う。

　10年を1つの目標に，私たちはこれまで歩んできた。これまでの10年が「種をまく時期」であったなら，これから10年は「芽を育てる時期」に相当するだろう。先般の理事会で，この冬から全国レベルでの「実践研究大会」を開催することが決まった。TEACCHが自閉症に関わる人たちに求めている要件の1つ，「謙虚であること」を今一度思い起こし，身を引き締めた上で新たな出発としたい。

　私たちの歩みを通してつくづく感ずることを，最後に一言，述べたいと思う。

「TEACCHの良さはわかった。でも自分が1人，ここでTEACCHに基づ

いた指導を始めたとしても，その後を引き継いでくれる所がない。TEACCHは一貫したシステムのはずなのに，そう思うと無力感が襲ってきて」という方がいらっしゃると思う。

　TEACCHが入った当初，愛媛ではひよこ園の次はなかった。しかし，先にも述べたように，愛媛の中でも，TEACCHは徐々にだけれど，次へ次へとリレーされつつある。もう止めることのできない，自然の成り行きとして。

　このような試みが今後ごく日常的なものとなり，自閉症の特性を理解する人々が増え，小さな町に住んでいても特定のエキスパートを探しまわらずにすむ，そんな日がやがては訪れることを，心から願いたい。

　最後に，TEACCHプログラム研究会の趣旨をご理解いただき，研究会をここまでお支え下さった非常に多くの方々に，この場を借りて厚くお礼申し上げるとともに，今後ますますのお力添えをお願いするしだいである。

（1998年7月記）

編者略歴
佐々木正美（ささき　まさみ）
1935年　群馬県に生まれる
1966年　新潟大学医学部卒業
1969年　ブリティッシュ・コロンビア大学児童精神科に留学
1971年　国立秩父学園に勤務
1974年　東京大学医学部精神科に勤務，その後小児療育相談センター所長，横浜市南地域療育センター所長，東京女子医科大学小児科講師，東京大学精神科講師などを勤める
現　職　川崎医療福祉大学教授，ノースカロライナ大学精神科臨床教授

著者略歴
内山　登紀夫（うちやま　ときお）
1956年　三重県に生まれる
1983年　順天堂大学医学部卒業
専　攻　児童精神医学
現　職　大妻女子大学人間関係学部教授，
　　　　よこはま発達クリニック児童精神科医師
担当章　第1章

村松　陽子（むらまつ　ようこ）
1961年　京都に生まれる
1986年　京都府立医科大学卒業
専　攻　児童精神医学
現　職　京都市児童福祉センター総合療育所児童精神科医師
担当章　第2章

安倍　陽子（あべ　ようこ）
1979年　文教大学卒業
専　攻　児童学，臨床心理学
現　職　横浜市南部地域療育センター心理主任
担当章　第3章

藤岡　紀子（ふじおか　のりこ）
1952年　熊本に生まれる
1976年　九州大学教育学部卒業
1983年　国立身体障害者リハビリテーションセンター学院卒業
専　攻　言語聴覚障害学
現　職　愛媛十全医療学院言語聴覚学科専任講師
担当章　第4章

浅井　郁子（あさい　いくこ）
1954年　京都市に生まれる
京都教育大学特殊教育特別専攻科　精神薄弱教育専攻修了
現　職　堺市立御池台小学校教諭
担当章　第5章

藤村　出（ふじむら　いずる）
東京に生まれる
専門分野　障害福祉，自閉症
現　職　社会福祉法人横浜やまびこの里理事・事業第一部長
担当章　第6章

中村　公昭（なかむら　きみあき）
1967年　東京に生まれる
現　職　ポルト能見台支援課長
担当章　第7章

納富　恵子（のうとみ　けいこ）
1958年　山口県に生まれる
1983年　九州大学医学部卒業
専　攻　障害児医学，児童精神医学
現　職　福岡教育大学障害児教育講座教授
担当章　第8章

新澤　伸子（にいざわ　のぶこ）
1958年　京都に生まれる
1981年　大阪大学人間科学部卒業
1983年　大阪教育大学教育学部修士課程修了
現　職　大阪府発達障害者支援センターアクトおおさかセンター長
担当章　第9章

幸田　栄（こうだ　さかえ）
1952年　東京に生まれる
1975年　東京都立大学人文学部卒業
専　攻　臨床心理学
現　職　横浜市中部地域療育センター心理主任
担当章　第10章

岡野　早苗（おかの　さなえ）
1975年　岡山に生まれる
1998年　岡山大学教育学部卒業
2000年　川崎医療福祉大学大学院修士課程修了
専　攻　特殊教育，医療福祉学
現　職　コミュニティカレッジ倉敷指導員
担当章　第11章

藤岡　宏（ふじおか　ひろし）
1953年　山口に生まれる
1978年　九州大学医学部卒業
専　攻　児童精神医学
現　職　つばさ発達クリニック院長
担当章　第12章

自閉症のTEACCH実践
ISBN4-7533-0200-8

編集
佐々木　正美

第1刷　2002年2月16日
第6刷　2006年8月10日

印刷　新協印刷㈱／製本　中條製本工場
発行所　㈱岩崎学術出版社　〒112-0005　東京都文京区水道1-9-2
発行者　村上　学
電話　03-5805-6623　FAX　03-3816-5123
2002ⓒ　岩崎学術出版社
乱丁・落丁本はおとりかえいたします。検印省略

### 自閉症児の発達単元267　●個別指導のアイデアと方法
E・ショプラー他著　佐々木正美・青山均監訳
267単元の具体的な療育指導法マニュアル書。家庭や教室で豊富なスキルの中から，適切な教育方策を発展，実施できる。

### 自閉症のコミュニケーション指導法
E・ショプラー他著　佐々木正美・青山均監訳
コミュニケーションの障害をもつ自閉症児に，日々の生活のあらゆる場面で役立つスキルを提供している。

### CARS　●小児自閉症評定尺度
E・ショプラー他著　佐々木正美監訳　評定シート30名分入
15項目からなる行動特性を通して，正常から重度異常までを評定する。狭義の専門家以外の療育従事者にも診断可。

―――*―――*―――

### 自閉症のTEACCH実践
佐々木正美編集
TEACCHプログラムを日本で，どのように取り組み，実践しているかを具体的に紹介。

### 青年期自閉症へのサポート●青年・成人期のTEACCH実践
佐々木正美監修・梅永雄二編著
学校卒業後における就労，余暇，居住等のサポートのあり方を具体的に探る。

### 児童精神科医が語る●響きあう心を育てたい
佐々木正美著
ごく普通の子どもがごく普通に育つことが難しい時代，今子どもに必要なものは。著者の30年にわたる臨床から，やさしく，鋭く語る。

### 現代の子どもと強迫性障害
中根晃監修，広沢正孝，広沢郁子編著
子どもの強迫の歴史，理論，研究そして最先端の科学的側面が簡潔に述べられている。実践臨床も網羅されている。